Christiane Becker:
Fasten für Lebenshungrige

Die Autorin:
Die Hamburgerin Christiane Becker wurde am Krankenhaus St. Georg in Hamburg zur MTA ausgebildet. 1973 absolvierte sie die Prüfung zur Hauswirtschaftsmeisterin. Seit 1976 ist sie Lehrkraft für Homöopathie und Fasten an einer Familienbildungsstätte. Als Fastenleiterin tätig ist sie seit ihrer Ausbildung 1986 bei Dr. Lützer. Seit dem Jahr 2000 Heilpraktikerin in eigener Praxis.

Das Buch:
Sieben Frauen, sieben Fasten-Tage, sieben Lebensgeschichten. Im Rahmen einer Fastenwoche teilen wir ihre Lebenserfahrungen und lernen dabei Wege heraus aus belastenden familiären Konstellationen kennen. Praktische Anleitungen zur Hilfe bei sexuellen und Inkontinenz-Problemen, ein Beckenbodentrainingsprogramm und ein Rezeptteil, der sich nicht nur in Fastenwochen nutzen lässt, runden das Buch ab.

Christiane Becker

Fasten für Lebenshungrige

Roman & Ratgeber

Anhang:
Rezepte
Das FROSCH-Programm

Hinweis:

Die Informationen und Anwendungen in diesem Buch sind mit großer Sorgfalt erarbeitet worden und nach bestem Wissen und Gewissen wiedergegeben. Alle Angaben ohne Gewähr. Die Autorin oder der Verlag übernehmen keine Haftung für Schäden irgendwelcher Art, die direkt oder indirekt durch den Gebrauch dieses Buches entstehen.
Dieses Buch ersetzt nicht die therapeutische Beratung und/oder Begleitung durch einen Arzt oder Heilpraktiker. Die Personen im Roman sind frei erfunden. Ähnlichkeiten mit realen Personen wären rein zufällig.

Bibliografische Information der Deutschen Nationalbibliothek:
Die Deutsche Nationalbibliothek verzeichnet diese Publikation in der Deutschen Nationalbibliografie; detaillierte bibliografische Daten sind im Internet über dnb.dnb.de abrufbar.

© 2016 Christiane Becker
Illustrationen (Frauenporträts, Frosch-Übungen): Heinrich Meyer-Rachner
Grafik, Satz, Gecko, Titelgestaltung: Simone Brandenburg
Herstellung und Verlag: BoD – Books on Demand, Norderstedt
1. Auflage Hamburg 2016

ISBN: 978-3-7412-5079-8

Inhalt

Vorwort 10
1. Tag 11
2. Tag 18
Achtsamkeits-Meditation 22
3. Tag 36
Moringabaum 42
4. Tag 55
5. Tag 67
6. Tag 83
7. Tag 99
Meditation 103
8. Tag 104
Klopf-Akupunktur 111
Fastenbrechen 122
Faustregeln nach dem Fasten 124
Treffen nach wenigen Monaten 125
Treffen nach einem Jahr 136
Schlussgedanken 152
Smoothie-Rezepte 154
Suppenrezepte 159
Das Froschprogramm 165
Literaturhinweise und Bezugsquellen 171

Es fasten mit:

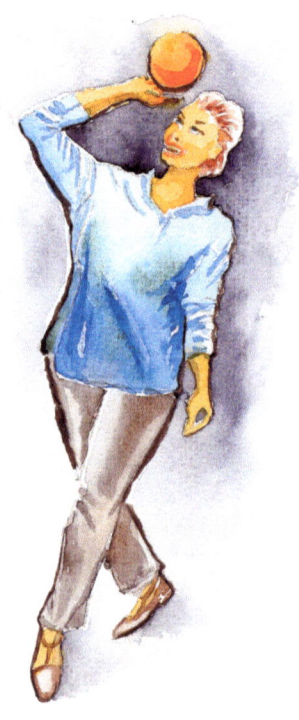

Katrin, die Sportliche, Junggeliebene – sie meistert ihren Job als rechte Hand des Chefs fast mit links. Für jeden hat sie ein offenes Ohr, besonders für ihre fast erwachsenen Kinder und für ihren Ehemann. Sie versprüht eine zwanglose, natürliche Gelassenheit. Dabei blicken ihre kluge, grünen Augen jeden aufmerksam an.

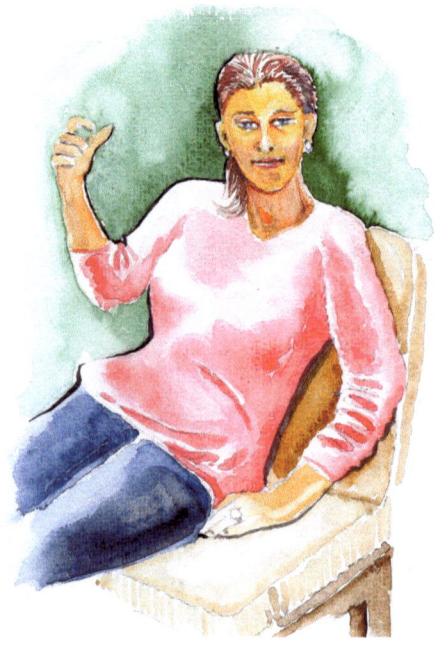

Elsa, verheiratet, eine Tochter, immer pflichtbewusst bis zur Aufopferung und überaus warmherzig. Sie überzieht häufig ihre Kraftreserven. Dann schafft sie mit Mühe nur noch das Allernotwendigste.

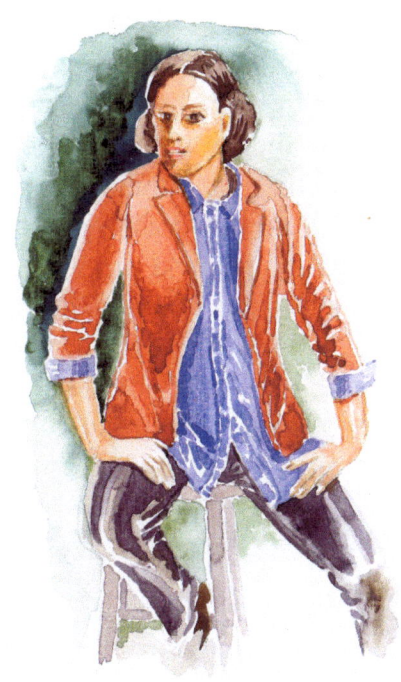

Luisa, geschieden, ein Sohn, ist ein wenig bequem und fühlt sich schnell überfordert. Sie ist gerne Süßigkeiten. Die Männerwelt liegt ihr zu Füßen. Mit ihren offenherzigen Erzählungen versetzt sie die Fasten-Gruppe in Erstaunen. Ihr Selbstvertrauen erweist sich als sehr wertvoll für die anderen Frauen.

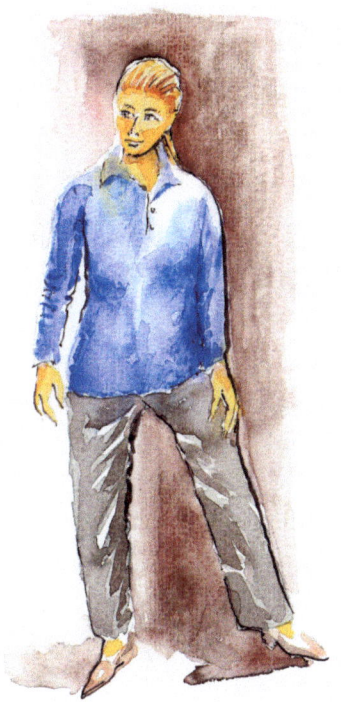

Anne, verheiratet, eine Tochter, lächelt schüchtern und wartet ab, was alles auf sie zu kommt. Sie ist gern stille Beobachterin der Situation. Ihr charmantes Lächeln empfinden alle als angenehm, ja wohltuend.

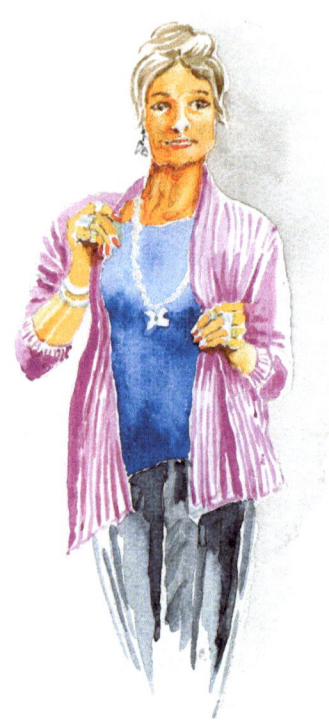

Hanne, schick gestylt, trägt immer auffällige, modische Ketten um ihren schon etwas in die Jahre gekommenen Hals. Die unschönen Altersflecken an den Händen verdeckt sie geschickt mit vielen Ringen. Ihre Lebenserfahrung ist für die Gruppe ein Schatz. Sie lebt alleine, ihr Freund verstarb vor einigen Jahren.

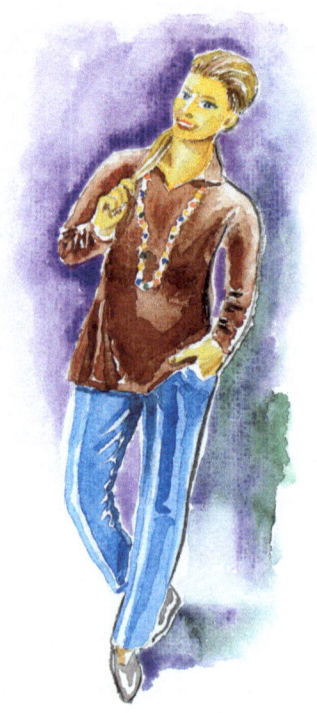

Fynn, verheiratet, eine Tochter, ist sehr kommunikativ, kleidet sich klassisch und ist immer auf der Suche nach etwas Neuem. Häufig ist sie innerlich angespannt und fühlt sich von einer Mischung aus Skepsis und Kontrolle geradezu umklammert.

Bärbel, verheiratet, von Beruf Erzieherin, opfert sich für „ihre" Kinder auf. Die Kleinen sind ihre ganze Welt, sie liebt ihren Beruf über alles. Ihre manchmal ängstlichen Augen verstärken ihre zurückhaltende Ausstrahlung, trotzdem lässt sie sich nicht aus der Ruhe bringen. Mit ihrer warmherzigen Art hat sie jeder sofort gern. Im Nu gewinnt sie alle Herzen.

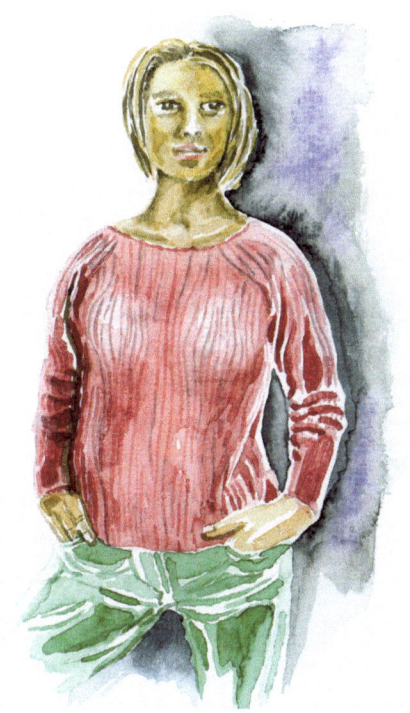

Vorwort

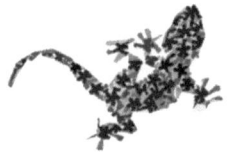

Ein Buch über mein geliebtes Zuhause zu schreiben, sollte mir nicht schwer fallen, denn ich wohne an einem himmlischen Ort, auf einem besonderen Berg auf der Sonneninsel Ibiza.

Vielleicht ist die Bezeichnung „Berg" geringfügig übertrieben, sagen wir also lieber, auf einem Hügel, aber mit einem traumhaften Blick über eine herrliche Landschaft und noch dazu auf eine mittelalterliche Burg.

An diesem magischen Ort steht meine schnuckelige alte Finca mit dicken Steinmauern, umgeben von wilden Oliven, blühendem Oleander und zahlreichen Kakteen mit bedrohlichen Stacheln, aber zauberhaften Blüten.

Ach, fast hätte ich vergessen, mich vorzustellen: Ich bin Gecko, eine kleine, flinke Echse, und ich lebe schon viele Jahre mit meiner ganzen Familie auf dieser Finca.

Natürlich verbietet es mir die Diskretion, euch etwas über die Bewohner des Hauses zu erzählen, doch eine Ausnahme erlaube ich mir: Ich muss euch von den „Fasterinnen" erzählen. Ihr könnt es euch nicht vorstellen: Hierher kommen lebenshungrige, lustige Frauen, alte und junge, mit dem Wunsch, in ihrem Leben etwas zu verändern. Jedes Mal bereitet es mir richtig Vergnügen, sie zu beobachten. Es ist phänomenal mitzuerleben, was sich in wenigen Tagen verändern kann, und deshalb sei nur so viel gesagt:

Lasst euch mit mir zusammen verzaubern von sieben Persönlichkeiten, von sieben Schicksalen und von sieben Wandlungen in ungeahnte Richtungen.

1.Tag

Wie jeden Morgen steigt der grellgelbe Sonnenball stetig am Horizont auf. Ich halte meine steifen Glieder der langsam aufkommenden Wärme entgegen und genieße die Stille. Wie soll man diesen Moment beschreiben? Da ist nicht nur ein Gefühl der tiefen Zufriedenheit und Dankbarkeit, nein, ich spüre, dass alles seinen tieferen Sinn hat. Ich schließe meine Äugelein und döse mich in den Tag hinein, und eine innere Stimme sagt mir:
Heute kommt hier noch so richtig Leben in die Bude!

Da ist es auch schon, das unverwechselbare Geräusch eines Autos, das mühselig die steile Straße herauf kriecht. Die Autotür wird schwungvoll geöffnet, und Caro springt voller Elan heraus. Caro kennen wir schon seit 20 Jahren, ihre Familie ist Besitzer unserer Finca.
Sie schließt die Haustüre auf – und flutsch! bin ich drin. Schon höre ich ihre Stimme: „Hey, Gecko willst du nicht draußen bleiben?! Dort gibt es doch viel mehr für dich zu fressen!"
Als ob Caro eine Ahnung hätte, wo ich die dicksten Falter finde. Sie ahnt nicht, dass ich liebend gern im Haus wohne und bisher habe ich jederzeit etwas zum Fressen gefunden. Schnell verschwinde ich hinter meinem hochgeschätzten Bild, um aus ihrem Blickfeld zu kommen.
Es dauert keine Stunde, da fährt schon das nächste Auto vor und vier schnatternde weibliche Wesen steigen aus. Kaum vorzustellen, welch ein Stimmengewirr schlagartig den Raum erfüllt. Caro begrüßt alle ganz herzlich mit Küsschen

nach spanischer Art, erst rechts, dann links. Ich wage mich aus meinem Versteck und schaue mir die Damen mal genauer an.
Da ist zunächst Hanne, eine voll durchgestylte Dame mit weißen Haaren und auffällig viel Schmuck. An jedem Finger funkelt ein Ring, und ihr schon etwas welliger Hals ist mit einer mehrreihigen Kette dekoriert. Mit den Händen gestikulierend redet sie auf die ein wenig schüchterne Anne ein, die freundlich lächelt und etwas stereotyp mit dem Kopf nickt.
Daneben stehen Luisa und Elsa, die wie zwei pubertierende Teenager die ganze Zeit gackern.
Caro verteilt die Zimmerschlüssel. Und schlagartig, so wie die vier gekommen sind, sind sie wieder von der Bildfläche verschwunden – und Ruhe stellt sich erneut ein. Ich atme erst einmal tief durch und bin sehr gespannt, was nun noch alles auf mich zukommt.

Oh nein, wie grausam hört sich das an! Wieder wird ein armes Auto den Berg hoch geprügelt! Ein bisschen mehr Gefühl, und alles wäre halb so schlimm...
Einige Augenblicke später erscheint Bärbel in der Tür, ihre weiblichen Rundungen entgehen selbst meinen Augen nicht; ihre braunen Augen strahlen und ein weiches Lächeln huscht über ihr Gesicht. Voller Herzlichkeit begrüßt sie Caro.

Mit großer Neugierde bewege ich mich vorsichtig in Richtung Treppe und werde belohnt durch den Anblick zweier weiterer, sehr sportlicher Damen, beide klassisch gekleidet und bester Laune. Fynn wirft gekonnt ihre Reisetasche über die Schulter, begrüßt Caro mit einem freundlichen Hallo und verlässt mit ihrem Zimmerschlüssel in der Hand den Raum. An Katrin, der anderen, gefällt mir gleich ihr liebenswerter, frischer Gesichtsausdruck. Sie diskutiert mit Caro über das Wetter und erfährt, in welchem Zimmer sie schlafen kann.

Wenn Caro ihre Gäste in das Haus einführt, ist es Sitte, dass jede ein großes Handtuch mit ihrem eingestickten Namen bekommt. Es hat lange gedauert, bis ich den tieferen Sinn verstand, aber heute finde ich es wundervoll, wenn alle Damen nach ihrer hektischen Ankunft durch ihr persönliches Handtuchs darauf aufmerksam werden, dass dies ein besonderer Ort ist.
Wie beschreibt man den ersten Augenblick, an dem die neue Gruppe für eine Fastenwoche zusammen kommt? Bestimmt empfindet jede der Frauen ihn anders, denn jede bringt ihre ganz persönliche Geschichte mit, ihre Gefühle, ihre Erwartungen und ihre Ängste.

Mit einer kurzen Meditation beginnt Caro den Kurs und sagt dann mit sanfter Stimme:

„Ich möchte euch in den kommenden Tagen etwas an die Hand geben, was euer Leben ein wenig erleichtern kann: das Wunder der Achtsamkeit! Achtsamkeit für euch, für euren Körper, für eure Familie, für eure Arbeit, eine traumhafte Ergänzung zum Fasten!
Aber an erster Stelle in dieser Woche stehen selbstverständlich die grünen Smoothies. Die sind zur Zeit sehr trendy – aber zu Recht, denn sie sind super gesund. Du nimmst das

schönste Obst, am besten mit Schale, schneidest es klein, ab damit in den Mixer, und fertig ist dein Smoothie.
Das wäre die süße Variante. Beim Fasten verzehren wir hingegen meistens grüne Smoothies, die macht man aus Gemüse und Salat. Man verwendet für Smoothies auch die Stängel und Blätter, welche eine Vielzahl an Nährstoffen enthalten und leider üblicherweise im Abfall landen.
Verdünnt wird mit Eis- oder Kokoswasser oder Mandel-/Kokosmilch. Wichtig ist, dass es sich wirklich um frisches Obst und Gemüse handelt, dass alles erst kurz vor dem Verzehr in den Mixer kommt und dann auch gleich getrunken wird. Wir bieten unserem Körper auf diese Weise rohes Gemüse in einer für ihn sehr gut verdaulichen Form zu sich, weil die Zellwände schon zerstört sind. Somit entgiften wir unseren Körper mit einer supermodernen „DETOX-KUR".

Aber vorab ist „große Wäsche" im Darm angesagt. Wir müssen den Darm mit einem Passagesalz oder einem Einlauf reinigen.
Ein voller Darm kann nicht fasten, sondern nur hungern! Somit ist die Vorbereitung aufs Fasten sehr wichtig, wenn auch nicht immer angenehm.
Um die beim Fasten anfallenden Abfallstoffe schnellstmöglich ausscheiden zu können, werdet ihr eure Nieren täglich mit 2 bis 3 Litern mineralstoffarmem und somit aufnahmefähigem Wasser durchspülen, die Zunge täglich nach dem Aufstehen (oder noch besser mehrmals täglich) abschaben und die Haut mit Naturkosmetik pflegen.
Das Lymphsystem befördert alle Toxine, Schwermetalle und Abfallprodukte in das venöse System, damit sie dann über

Nieren, Darm und Haut aus dem Körper ausgeschieden werden können.

Den Magen-Darm Trakt und die Entgiftung unterstützen wir mit Vulkanerde von FROXIMUN. Direkt vor dem Zubettgehen 1 Pulverstick in 200 ml lauwarmem Wasser aufgelöst trinken – das entlastet die Leber besonders effektiv.
Tagsüber wird 3x täglich FROXIMUN in Form einer Kapsel eingenommen zur Entlastung des Darms.
Dieses Vulkanmineral saugt die Schadstoffe im Darm auf wie ein Schwamm und transportiert sie nach außen.
Für jede von euch liegt ein Zungenschaber bereit, und bei Mundgeruch nehmt ihr bitte die Vulkanerde in Kautablettenform.

FROXIMUN-Produkte bestehen aus dem hochaktiven Naturstoff MANC, einem Vulkanmineral, welches im gesamten Verdauungstrakt die Giftstoffe an sich zieht, bindet und ausleitet. Diese Giftstoffe machen euch oft mächtig zu schaffen, da sie sozusagen frei im Körper herumschwirren, immer wieder verstoffwechselt werden und eurer Leber kräftig zusetzen. So kommt es häufig zu unerwünschten Effekten wie Kopfschmerzen, Übelkeit oder schlechter Laune. Auch erhöhte Leberwerte und Hautunreinheiten sind nicht selten. Um das möglichst zu vermeiden, nehmt bitte jeden Tag die Vulkanerde.
Ein weiterer wichtiger Aspekt ist in den kommenden Fastentagen die Freisetzung von Umweltgiften aus den abgebauten Fettdepots.
Große Freude bei euch, wenn die Fettpölsterchen schmelzen – aber wohin schiebt der Körper die freigesetzten Schad-

stoffe? Deshalb ist dieses Vulkanmineral so dringend notwendig für euch. Es bindet Blei, Quecksilber und Aluminium im Magen-Darm-Trakt und leitet sie rein physikalisch ganz sanft im körpereigenen Rhythmus wieder aus."

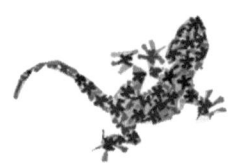

Jetzt setzen sich alle mit erwartungsvollem Gesicht an dem Tisch, und vor ihnen steht ihr Abführgetränk! Denn soviel habe ich schon gelernt, zum Fasten sollte der Darm leer sein, damit die Verdauung ausgeschaltet ist und die Fastenden keinen Hunger bekommen.

Komisch, heute bekommen sie nicht den sonst üblichen, urigen Bierkrug mit Glaubersalz und viel Zitronensaft, sondern vor ihnen steht ein normales Glas mit einer leicht sprudelnden, trüben Flüssigkeit.

*Was höre ich da, diese Woche findet hier etwas Neues statt: ein **Smoothiefasten** – und nicht das klassische Fasten mit Tee und Brühe.*

Wie mag das wohl gehen – da bin ich mächtig gespannt. Vielleicht ist diese Variante ja ganz gut? Denn das Glaubersalz putzt zwar den Darm schön sauber, bringt aber den Elektrolythaushalt auch kräftig durcheinander, so dass manch eine mit Übelkeit und Kopfschmerzen reagiert.

Als Alternative preist Caro auch heute den guten, alten Einlauf an als die schonendste Abführmethode überhaupt.

Und sogleich melden sich Luisa, Bärbel und Anne, sie wollen mit dem Einlauf abführen und verschmähen deshalb ihr Passagesalz.

Die übrigen Damen trinken mit leicht verzerrtem Gesicht

ihren Passagetrunk, ein Getränk mit Magnesiumsulfat und Brausepulver, trotzdem kein Genuss!
Anscheinend muss fürs Smoothiefasten der Darm nicht vollständig sauber sein. Das erscheint mir logisch, denn mit den Smoothies bekommen die sieben Frauen schon bald wieder etwas zu essen, wenn auch nur in flüssiger Form.
So langsam leert sich der Raum, die Mädels gehen auf ihre Zimmer und Caro räumt noch die Küche auf.
Und ich, was mache ich jetzt mit dem angefangenen Abend? Ich könnte mich nach draußen begeben unter die brennende Lampe, denn dorthin verirren sich abends die meisten Falter. Doch wie komme ich jetzt aus dem Haus?

2. Tag

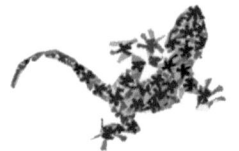

War das gestern ein Abendessen! Ich konnte mich danach kaum noch rühren, so viele Falter habe ich verschlungen, es war das reinste Festmahl.
Doch hey, was tropft mir denn da an diesem Morgen auf den Kopf? Oh je, der Himmel hüllt sich in graue, tief hängende Wolken. Kein gutes Zeichen für meine fastenden Frauen, trübes Wetter schlägt ihnen leicht aufs Gemüt.
Die Stimmungslage ist in den ersten Tagen immer speziell, die Fastenden sind unheimlich dünnhäutig, also nur mit Vorsicht zu genießen!
Ich schau mal vorsichtig, ob meine Damen schon aufgestanden sind. Von meinem Beobachtungsposten aus kann ich sehen, wie sie alle nacheinander in die Küche schlendern. Caro ist damit beschäftigt, aus frischem Obst und Gemüse leckere Smoothies für sie vorzubereiten. Äpfel, Orangen, Avocados und eine Handvoll Rucolablätter verschwinden im Mixer. Aufgefüllt wird mit Kokoswasser. Dazu noch einen Teelöffel Moringa und einen Teelöffel Chiasamen. Tolle Mischung, schmeckt bestimmt gut.
Meine Mädels begeben sich langsam in Richtung des schön geschmückten Esstisches. Auf der rosafarbenen Tischdecke liegen riesengroße Hibiskusblüten in den unterschiedlichsten Farben. Jede Frau setzt sich vor ihr giftgrünes Getränk und wartet gespannt ab, was nun passiert.
Caro fordert sie auf, Achtsamkeit gegenüber ihrer Nahrung zu zeigen. Etwas unbeholfen schauen Fynn und Bärbel in die

Runde, was damit gemeint ist. Luisa kennt das schon und setzt sich entspannt auf ihren Stuhl, legt ihre Hände um das Glas und schließt die Augen. Schweigend folgen ihr die anderen, bis Caro nach einer Minute sagt:

„Schnuppert bitte an eurem Smoothie, öffnet die Augen, nehmt bewusst seine Farbe wahr und freut euch darauf, ihn jetzt langsam löffeln zu dürfen.
Vor jedem Löffel bitte einspeicheln, das heißt, ihr zieht Speichel, indem ihr die Lippen zu einem Kussmund spitzt. Jeder einzelne Löffel voll wird im Mund durchgekaut und frühestens nach 5 Sekunden geschluckt.
Lasst den Smoothie auf eurer Zunge zergehen, nehmt den Geschmack und die Schärfe wahr, ob er fruchtig schmeckt oder gemüsig. Die Vulkanerde bitte nicht vergessen und dazu viel Wasser trinken."

Geschlagene 20 Minuten sitzen meine sonst so redseligen Fasterinnen schweigend am Tisch. Schließlich sind alle „Getränke" verzehrt und der weitere Tagesablauf wird besprochen.
Sie sollen sich möglichst eine Stunde lang bewegen. Der Wunsch, am Wasser entlang zu laufen, ist bei allen groß und so geht es ab an den Strand.
Das bedeutet für mich erst einmal wieder Stille und Ruhe. Gemütlich lege ich mich in meinen knorrigen, alten Olivenbaum und lasse mir die spärliche Sonne auf den Bauch scheinen. Dabei muss ich wohl etwas eingedöst sein, denn plötzlich werde ich von einer schnatternden Gänseschar geweckt. Meine Strandläufer sind zurück und haben viel zu erzählen.

Besonders Hanne ist kräftig am schimpfen, sie ist richtig wütend und lässt sich auch nicht von den anderen beruhigen. Was ist passiert?
Ich schleiche mich mal an und lausche ihrem Gespräch:

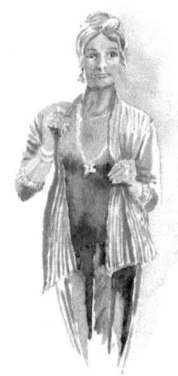

Hanne

„Es ist zum verrückt werden, nur durch die Lauferei im unebenen Sand verliere ich gleich wieder Urin. Ich könnte platzen vor Wut! Wie ich das hasse, wenn mir so ganz langsam ein Tröpfchen Urin aus meiner Blase wandert und ich nichts, aber auch gar nichts dagegen machen kann.
Du stehst da wie ein Kleinkind mit nasser Hose. Das hat doch wirklich nichts mit den so viel zitierten „Feuchtgebieten" zu tun.
Klar könnte ich, wie mir mein Gynäkologe empfahl, eine Vorlage tragen, aber wozu? Es ist ja nicht immer. Ich will meinem Gehirn doch keinen Freibrief geben, so nach dem Motto: Ist alles abgesichert, du kannst den Urin laufen lassen. Nein und noch mal nein, nicht mit mir!
Verdammt, ich bin doch noch nicht so alt, dass ich wieder Windeln tragen muss. Mädels, ich könnte heulen vor Wut!"

Bärbel nimmt Hanne liebevoll in den Arm, stumm stehen beide mitten im Raum. Hanne seufzt tief. Caro sagt:

„Ein guter Anlass, um einmal unserem Beckenboden Aufmerksamkeit zu schenken. Es liegt an euch, wie euer Beckenboden beschaffen ist.

Aber zunächst wollen wir den Beckenbodenbereich lokalisieren. Dazu setzt ihr euch gerade auf euren Stuhl, die Füße stehen hüftbreit auf dem Fußboden. Ihr schließt die Augen und spürt die Knochen, auf denen ihr sitzt: die Sitzbeinhöcker. Atmet tief ein und sagt laut „PUSTEBLUME", dann bewegt sich genau der Bereich eures Beckenbodens.
Das werden wir noch häufiger üben.
Nun genießt die Suppe in Ruhe und danach die Mittagsruhe mit dem Leberwickel."

Anne schaut etwas ungläubig in die Runde und fragt: „Wie geht ein Leberwickel und wozu soll der gut sein?"

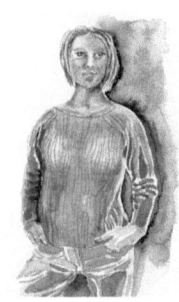

Bärbel gerät ins Schwärmen:
„Herrlich! *Die* Entspannung pur, und außerdem hilft er noch der Leber bei der Entgiftung. Du nimmst dein kleines Gästehandtuch, machst es feucht mit lauwarmem Wasser, drückst es gut aus, legst es unter deinen rechten Rippenbogen und darauf ein trockenes Frotteehandtuch. Darin eine Wärmflasche sorgfältig einpacken. Sie darf keinen Kontakt zur Haut bekommen, denn das könnte zu Verbrennungen führen. So legst du dich eine Stunde in dein Bett und träumst die schönsten Geschichten, einfach Klasse!"

Hanne nimmt wortlos ihre Wärmflasche und verschwindet in ihrem Zimmer.
Anne und Bärbel klönen noch eine Weile, denn Bärbel fallen auf einmal so viele Dinge ein, die sie Anne gerne fragen

möchte. Doch da kommt Caro und scheucht die Damen auf ihre Zimmer zur Mittagsruhe.

Um 15 Uhr erwacht das Leben im Haus wieder allmählich. Aus allen Zimmern kommen sie zufrieden angeschlichen, in der Hand ihre Yogamatte und das persönliche Handtuch. Jede sucht sich spontan ein Plätzchen, um sich auf die Meditation vorzubereiten. Als Caro eintritt, warten alle gespannt auf ihre Anweisungen:

„Legt euch bitte entspannt auf den Rücken, die Beine ausgestreckt, die Fußspitzen fallen nach außen.
Die Hände seitlich neben euch, die Handflächen zeigen nach oben.
Atmet tief ein und beobachtet nur eure Atmung, wie die kalte Luft in die Nase kommt, wie sich der Bauch aufwölbt. Dann lasst die Luft mit einem kräftigen „Puuuuuh" aus dem Körper strömen.
Bitte 5 mal kräftig ein- und ausatmen, dann wieder normal atmen und die Hände auf die Oberschenkel legen.
Die langsam entstehende Wärme unter den Händen fühlen.
Die Daumen treffen sich über dem Schambeinhügel und die Zeigefinger berühren sich wie bei der „Merkelraute", die anderen Fingern liegen an der Oberschenkelinnenseite.

Achtsamkeits-Meditation
Jetzt heißt es: Achtsamkeit für die Atmung und den Beckenboden üben. Wir beginnen die Meditation mit der Beobachtung des Atems. Wenn wir uns auf das Ein- und Ausatmen konzentrieren, lenken wir die Aufmerksamkeit in unseren

Körper. Schließt die Augen, seid aber trotzdem wach und konzentriert. Verfolgt die Luft, wie sie durch die Nase hereinkommt, sich der Brustkorb und der Bauch heben und beim Ausatmen wieder flach werden.
Unsere Atmung läuft völlig automatisch ab, sie wird meistens von uns nicht wahrgenommen, aber heute wollen wir jeden einzelnen Atemzug bewusst erleben.
Jede zählt ihre einzelnen Atemzüge.
Wenn du abschweifst, was normal ist, komm zurück ins Hier und Jetzt und zähle weiter deine Atemzüge.

Fühle deinen rechten Arm, sage ihm, er möge schwer werden,
fühle deinen linken Arm, lass ihn schwer werden,
fühle dein rechtes Bein, lass es schwer werden,
fühle dein linkes Bein, lass es schwer werden,
fühle dein Becken auf der Unterlage,
gehe zu deinem Brustkorb, nimm ihn wahr,
liegt der Kopf entspannt, sind die Augen entspannt, ist die Nase locker, der Mund locker,
liegt die Zunge entspannt im Zungengrund.
Stelle den Kontakt zu deinem Körper her und nimm alle Körperempfindungen bewusst wahr, wie Schmerzen, Kribbeln, Kälte.
Akzeptiere dein aktives NICHTS-TUN, akzeptiere alle Gedanken, die kommen und versuche sie so zu nehmen, wie sie sind.
Das ist schwierig, da wir für alles meist gleich eine Lösung parat haben.
Lass es los, es ist so, wie es ist, und das ist gut so!

Zähle weiter deine Atemzüge und nimm bewusst wahr, wenn dein Kopf oder, besser gesagt, dein unermüdliches Affenhirn dich wieder an die nicht erledigten Sachen erinnert. Sage dann still zu dir selber: „DIE RUHE KOMMT GANZ VON SELBST", und komme zurück zum Zählen.
Dein Herzschlag wird ruhiger, die Atmung wird langsamer und deine Konzentration geht nun in die Merkelraute, so nimmst du mit allen Sinnen deinen Beckenboden wahr, die Wärme unter deinen Händen, die sich ausbreitende Wärme im Beckenbereich. Du genießt diese Wärme und schickst bewusst jeden Atemzug dorthin.
Schweifst du wieder ab, sage dir: „DIE RUHE KOMMT GANZ VON SELBST" und atme weiter.
Zähle wieder deine Atemzüge und versuche, bis 50 zu kommen. "

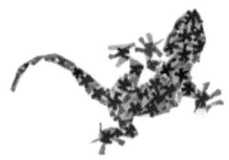

Hier habe ich die perfekte Aussichtsplattform im Wandleuchter mit direktem Blick auf alle acht Damen, super. Fast alle liegen brav auf dem Rücken und strecken die Beine aus, nur Hanne ist unruhig. Ihre Inkontinenz scheint sie sehr zu beschäftigen. Oh nein, jetzt laufen ihr auch noch die Tränen herunter, da steckt bestimmt noch mehr dahinter. So wie ich Fastende kenne, wird das Problem noch zur Sprache kommen.
Aber erst mal muss sie lernen, etwas für ihren Beckenboden zu tun und das ist verdammt schwer, ich weiß das von mir selber.
Auch ich sollte jeden Morgen meine Glieder erst richtig recken und strecken! Mache ich das? Natürlich nicht – nur ge-

legentlich, und das nützt nur sehr wenig. Meistens siegt die Bequemlichkeit, und um gute Ausreden bin auch ich nicht verlegen.
Die Antwort auf die Frage, warum wir alle so reagieren, liegt auf der Hand: Unser innerer Schweinehund hält uns davon ab.
Oh, jetzt geht es weiter.

"Atme wieder normal und spüre wie sich dein Körper jetzt anfühlt. Hat sich etwas verändert, fühlst du dich wohl, tut dir etwas weh, lassen sich bestimmte Gedanken nicht abschieben? All dies nimm bewusst wahr. Ich zähle jetzt von 10 rückwärts, und bei eins streckst du dich und öffnest langsam die Augen, schaust nach links und begrüßt deine Nachbarin mit einem freundlichen Lächeln. Diese Meditation machen wir ab heute jeden Tag, denn es ist nachweisbar, dass durch die Achtsamkeitsmeditation positive Reaktionen im Gehirn ausgelöst werden und diese bewirken, dass der Stress des Alltags langsam abklingt."

Na prima, eigentlich sollte der Beckenboden bei allen Menschen höchste Priorität haben, aber wie so oft, denken wir erst daran, wenn er nicht mehr funktioniert. Der Spagat zwischen Wunsch und Wirklichkeit ist stets schwierig, da ist diese Meditation schon eine tolle Sache.
Alle machen heute widerstandslos mit, das habe ich auch noch nicht erlebt. Sonst meint immer eine, es besser zu wissen und möchte mit ihren Erfahrungen glänzen, doch Caro lässt sich davon meistens nicht beeindrucken, sie zieht selbstbewusst ihr Programm durch.

„Dann langsam über die Seite in den Sitz kommen. Wer von euch hat eine Veränderung wahrgenommen?"
Elsa lächelt über das ganze Gesicht und nickt: „So habe ich meinen Beckenboden noch nie gefühlt, der ist richtig warm geworden, fühlte sich toll an."
Fynn fokussiert noch immer ihren Beckenbereich, dann schaut sie mit großen Augen Caro an und flüstert leise vor sich hin: „Das war ganz schön kompliziert, aber supercool. Mein Beckenboden fühlte sich an, als ob er sich ausgeweitet hätte, so wie bei der Geburt meiner Tochter, ein irres Gefühl!"

„Ja", seufzt Anne erleichtert und zufrieden, „eigentlich ist das eine Tabuzone, über den redet man nicht, dabei muss er so viel leisten."

Hanne fast trotzig: „Er sollte den Urin und Stuhl halten und so funktionieren, wie ich das will. Beim Sex bitte recht freundlich, bei der Geburt bitte ganz locker, am besten immer auf mein Kommando."

Caro muss lachen:

„Das funktioniert leider nicht, wie alle Muskeln im Körper möchten auch die Muskeln im Beckenbereich beachtet und trainiert werden."

Bärbel schüttelt noch etwas benommen den Kopf: „Nicht zu vergessen, er muss die vielen Organe im Bauch halten, meiner Oma fiel immer die Gebärmutter raus, das fand ich als Kind urkomisch und konnte mir überhaupt nichts darunter vorstellen. Doch heute ist mir klar, der Beckenboden muss gestärkt werden, damit das nicht passiert."

Fynn meint recht nachdenklich: „Nach der Geburt meiner Tochter war ich fast ein halbes Jahr lang leicht inkontinent. Mir ist damals erst bewusst geworden, welche vielfältigen Aufgaben der Beckenboden hat und wie kompliziert er gebaut ist. Meine Ärztin schickte mich zum Beckenbodentraining, und so habe ich das FROSCH-Programm kennengelernt, eine tolle Sache, kann ich jedem und jeder nur empfehlen."

Nach leichtem Zögern meldet sich Anne zu Wort: „Ich hatte mal Schwierigkeiten beim Husten und Niesen, da gingen bei mir gelegentlich ein paar Tröpfchen in den Slip und deshalb besuchte ich auch einen Beckenbodenkursus. Danach wurde es sogar schlimmer! Am nächsten Tag lief mir der Urin ganz fein oder tröpfchenweise in die Hose – und nicht nur beim Husten und Niesen, ekelhaft. Du merkst richtig, wie ein Tropfen sich langsam auf den Weg macht und, wie Hanne schon sagte, es macht einen einfach nur wütend und hilflos."

„Hat dir denn keiner erklärt, dass nach jeder neuen Beckenbodenarbeit häufig eine Erstverschlimmerung eintritt? Eigentlich ein gutes Anzeichen dafür, dass dein Beckenboden reagiert."

„Nee, kein Mensch hat mir das gesagt, und erzählen wollte

ich das in der Gruppe auch nicht. Ich bin einfach nicht mehr hingegangen."

Caro meint dazu leicht resigniert:

„Da haben wir das Hauptproblem: Der Beckenboden ist kein Gesprächsthema. Wer spricht schon über Inkontinenz oder Sexprobleme? Blöde Witze machen viele und merken dabei nicht, dass manche darüber nicht lachen kann.

Höchstens der besten Freundin vertraut man sich an, doch wenn keine Hilfestellung erfolgt, bleibt das Problem bestehen. Also werden normale Einlagen zur Vorsicht getragen oder alle Stunde auf die Toilette gegangen.

Dabei sind die normalen Einlagen überhaupt nicht geeignet, um Urin aufzufangen, dafür gibt es die extra hauchdünnen Inkontinenzbinden.

Der häufige Toilettengang ist der absolut falsche Weg! Man erzieht das Gehirn dazu, ewig an das Pipimachen zu denken. Somit wird das Problem lange vor sich hergeschoben und eine schnelle Verbesserung damit immer schwieriger.

Man sollte schon bei leichten Problemen etwas unternehmen, aber es muss auch das Richtige sein.

Ich werde mit euch noch kräftig das FROSCH-Programm üben, das Fynn schon kennt. Bleibt noch etwas sitzen, lasst euch den Beckenboden durch den Kopf gehen und dann kommt langsam an den Esstisch für den abendlichen Smootie."

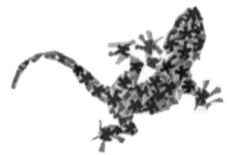

Stillschweigend sitzen sie vor ihrem Smoothie-Glas und üben sich in Achtsamkeit, das haben sie wirklich schnell gelernt: Ihre Nahrung zu würdigen und

sich bewusst auf sie einzustellen. Abends ist immer etwas mehr Gemüse im Smoothie. Was wohl heute darin ist, ob Caro das noch erzählt?
Scheint nicht der Fall zu sein, aber die Rezepte gibt es für alle später bestimmt schriftlich.
Genießerisch löffeln sie alle ihren giftgrünen Gemüse-Cocktail. Danach ist Feierabend für Caro.
Die Mädels suchen sich ein behagliches Plätzchen zum Tratschen – und wo gehen sie hin, natürlich in mein geliebtes Steinhäuschen zu der neuen Sitzgruppe, den Loungemöbeln, wie sie auf Neudeutsch heißen.
Bärbel kann es gar nicht erwarten, endlich ihre Geschichte zu erzählen:

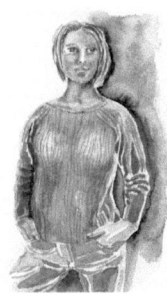

Bärbel

„Also, das muss ich euch unbedingt erzählen, ich habe beim Leberwickel heute Nachmittag von alten Zeiten geträumt wie schon lange nicht mehr. Ich weiß nicht, was mit mir los ist und was mir das sagen soll."
„Dann schieß mal los, was du auf dem Herzen hast, wir sind ganz gespannt."
„Tja, eigentlich geht das niemanden etwas an, aber ich habe das dringende Bedürfnis, es zu erzählen. Damit ihr es versteht, muss ich etwas ausholen. Um mein dreißigstes Lebensjahr herum war ich eine vollschlanke, professionell gestylte, wortgewandte junge Frau und besaß wohl eine attraktive Ausstrahlung, denn an Männern mangelte es mir zu der Zeit jedenfalls nicht. Ich fand mich auch klasse. Nachdem ich mein strenges Elternhaus verlassen hatte und

endlich auf eigenen Füßen stand, meinte ich als kleine Landpomeranze einiges in der Großstadt nachholen zu müssen. Ich hatte zwar zu Hause einen langjährigen, netten Freund, aber das hinderte mich nicht daran, anderen Männern auch schöne Augen zu machen."

Ein tiefer Seufzer verlässt ihre Brust.

„Und wie das Leben so spielt, verliebte ich mich auf einer Urlaubsreise in meinen Traummann. Er war älter, erfahren, intelligent, aus adligem Hause und ein hervorragender Liebhaber. Wenn ich in seinen Armen lag, verspürte ich eine mir völlig unbekannte Geborgenheit, die mich einfach verzauberte. Wir verbrachten phantastische Stunden unter funkelnden Sternen, die sich im Meer widerspiegelten, und der noch warme Sand umhüllte uns wie eine schützende Decke. Hört sich echt kitschig an, wie ich zugeben muss, aber es war traumhaft, überwältigend, zwei Menschen im höchsten Glücksgefühl. Eine warme Sommernacht und nur wir beide zählten, alles andere war weit weg."

Ihre großen, braunen Augen strahlen, ihr Gesichtsausdruck wirkt wie weichgezeichnet und alle durchlebten, damaligen Glücksgefühle sind wieder lebendig, als ob es gestern gewesen wäre. Wow, muss das eine Liebe gewesen sein! Schön, zu sehen, wie sich diese Hochgefühle auf ihrem Gesicht ausbreiten.

„Eigentlich war alles perfekt, es war super, keiner suchte oder fand ein Haar in der Suppe. Ich genoss nur den Augenblick, ohne an die Zukunft zu denken, oder mir sonstige Gedanken zu machen."

Etwas schnippisch fragt Hanne: „Und wo liegt dann das Problem?"

„Mein Traumprinz war verheiratet und hatte drei Kinder. Ganz abgesehen von dem erheblichen Altersunterschied, er hätte gut und gerne mein Vater sein können."
Bärbel sackt in ihrem Stuhl zusammen, schlagartig verdunkelt sich ihr Gesicht, kein Strahlen mehr. Niedergeschlagen sitzt sie und schaut die anderen fragend an.
Luisa lächelt etwas gequält: „Na, dann war das wohl nur eine kurze, heftige Liaison?"

„Ganz im Gegenteil, wir fuhren zweigleisig. Ich ging zurück zu meinem Freund und er blieb bei seiner Familie. Ich hatte eine eigene Wohnung, sie wurde unser Liebesnest. Jede freie Minute verbrachten wir miteinander, er erweckte etwas in mir, was ich vorher nicht kannte, eine Sexualität der Superklasse. Er erwiderte meine schwärmerischen Gefühle, ich schwebte auf Wolke sieben.
Das war das Sahnehäubchen gegenüber dem Blümchen-Sex mit meinem Freund.
Bei jedem Zusammensein klopfte mein Herz wie verrückt – ich hatte vorher nicht gewusst, wie sich echte Leidenschaft anfühlt. Ein Gefühl, das mich total überrannte und völlig aus der Bahn warf, zeitweise war ich nicht mehr Herrin meiner Sinne. Ich verfiel in eine Abhängigkeit, in mir nagte die Angst, verlassen zu werden.
Unangenehmen Gesprächen gaben wir keinen Raum, wir lebten im Jetzt – und alles andere gab es nicht. Er verstand es geschickt, mich bei der Stange zu halten. So sagte er

auch, er wünsche sich nichts sehnlicher als ein Kind von mir!" Bärbel verdreht die Augen.
Luisa wird fast ärgerlich: „Wollte er sich denn scheiden lassen?"

„Eigentlich schon, aber er stammte ja aus adligen, jüdischen Kreisen, und da wäre angeblich eine Scheidung unmöglich. So mussten wir unsere Strategien auch häufig umwerfen, damit nicht alles aufflog, denn wir hatten uns schon mehrmals in Situationen begeben, in denen wir mit unseren üblichen Ausflüchten nicht weiter kamen.
Unsere Tricksereien entwickelten wir zur hohen Kunst, unseren Partnern fortwährend etwas vorzumachen. Wir spielten ständig Theater und begaben uns damit häufig aufs Glatteis.
Ab und zu drohten wir auch auszurutschen... Schnell hätte alles wie eine Seifenblase zerplatzen können.
Im Unterbewusstsein wünschte ich es mir wohl auch manches Mal, aber ich war einfach nicht in der Lage mich von meinem Liebhaber zu trennen. Ich war süchtig, süchtig nach Sex und einer unbeschreiblich innigen Liebe.
Aber für mich war ein Kind überhaupt kein Thema, mir ging es um unsere Zweisamkeit und meine Gefühle! Selbstverständlich hätte er für ein gemeinsames Kind gesorgt, dafür fühlte er sich natürlich verantwortlich, das war für ihn Ehrensache."

„Spinnst du, dem Typen hast du hoffentlich mit einem großen Fußtritt den Laufpass gegeben."
„Nö, ich war felsenfest der Meinung, mir stünde das alles

zu, und meine etwas chaotische Lebensführung bereitete mir auch wenig Kopfzerbrechen. Nur als ich vor einigen Jahren zum ersten Mal fastete, fiel mir vieles wie Schuppen von den Augen.
Mein Körper signalisierte mir sehr deutlich, dass ich in einer Krise steckte und verzweifelt hoffte, ein Türchen möge sich öffnen und alles sich in Nichts auflösen. Nun plötzlich fragte ich mich nach meinem Lebenskonzept.
Ich glaube, ich besaß überhaupt keins, ich lebte in den Tag hinein.
Im Nachhinein war es vielleicht ein großer Fehler, so zu handeln, aber ich wäre nicht im Stande gewesen, von ihm zu lassen.
Ich versuchte, meinem Verstand zu folgen und das Verhältnis zu lockern, aber allein schon bei dem Gedanken, seine warmen, weichen Hände auf meinem Körper zu spüren, schmolz ich wieder dahin. Wie eine Süchtige fühlte ich mich körperlich von ihm abhängig. Er besaß als Liebhaber eine Mischung aus Zärtlichkeit und Dominanz und erfüllte alle meine sexuellen Wünsche mit einer schlafwandlerischen Sicherheit.
Mein armer Freund spürte es bestimmt, aber er hat nie ein Wort darüber verloren, nie die kleinste Bemerkung gemacht, er tolerierte meine angeblichen Wochenendseminare. Was muss ich ihn verletzt haben, ich war ein Schwein! Das Fiasko in meinem Leben war, dass mich keiner auf den rechten Weg zurückbrachte!"

„Entschuldige mal, sagtest du nicht vorhin, du hättest das niemanden erzählt?"

„Stimmt, erst das Fasten rüttelte mich wach. Nach langen Überlegungen heiratete ich vor einigen Jahren meinen Freund.
Ich bin zufrieden mit meiner Entscheidung und auch fast glücklich, wenn da nicht mein schlechtes Gewissen wäre. Immer, wenn ich an diesen Mann denke oder mit ihm telefoniere, fühle ich eine große Zwiespältigkeit!
Vom Gefühl her würde ich sofort wieder loslaufen, zum Glück hält mein Verstand mich davon ab.
Aber der Mann muss ganz raus aus meinem Kopf, aus meinem Herzen, er darf keinen Platz mehr bei mir belegen, nicht einmal den kleinen Finger, ich möchte frei von ihm sein. Ich werde es mit Hilfe des Fastens schaffen, da bin ich mir ganz sicher."

„Und was hast du nun heute Mittag geträumt?"

„Mein Mann und mein damaliger Liebhaber saßen zusammen am selben Tisch und unterhielten sich ganz angeregt, als ob sie sich schon jahrelang kannten, wie alte Freunde. Als ich den Raum betrat, ging erst mein Liebhaber wortlos hinaus, und dann mein Mann, und schließlich saß ich alleine und verlassen da. Einen Moment lang war ich wie gelähmt – das fühlte sich so bedrohlich an, so beängstigend! Aber dann wurde ich plötzlich fuchsteufelswütend auf beide, und ich weiß nicht, was mir das sagen soll!"

Verwirrt und verärgert schaut Bärbel die anderen Frauen an. Aber keine kommentiert ihren Traum oder gibt irgendwelche klugen Ratschläge, keine verzieht eine Miene, jede macht sich ihr eigenes Bild. Auch Hanne behält ihre Gedanken für sich, blickt dann in die Runde und meint:

„Beim Fasten kommen häufig ungeahnte Probleme an den Tag, denn das emotionale Gehirn liegt bei uns Menschen im Darm, und damit ist die Zeit des Fastens, wenn der Darm keine oder weniger Verdauungsarbeit leisten muss, ein prima Zeitpunkt, um sich mit Gefühlen auseinander zu setzen.
Wenn wir uns freuen oder verliebt sind, ist der ganze Körper mit betroffen. Wir werden unruhig und geraten völlig aus der Balance, oder wir spüren eine positive Wirkung.
Bei Wut steigt uns das Blut in den Kopf und wir meinen gleich zu platzen. Da ist Vorsicht angesagt, demjenigen sollte man lieber aus dem Weg gehen.
Sich über die eigenen Gefühle klar zu werden, ist keine leichte Aufgabe. Meistens macht man sich etwas vor, aber unser Unterbewusstsein lässt sich nicht täuschen.
Denkt doch nur an den Kloß im Hals bei Ärger oder den Stein im Bauch bei Enttäuschungen.
Ich glaube, Bärbel hat sich heute beim Mittagsschlaf von alten 'Abfallstoffen' im Gehirn befreit."

Katrin sagt mit fester Stimme und einem Lächeln im Gesicht:

„Mir ging es in letzter Zeit ähnlich, auch ich kann meine Gefühle nicht einordnen. Ich sehe bei jeder Meditation immer viele Menschen in einem Raum, die etwas von mir möchten, und ich kann das nicht deuten. Ich hoffe, dass auch mir das Fasten hilft, meinen Weg zu finden!"

3. Tag

„Guten Morgen, wie geht es euch? Heute ist noch mal Abführen angesagt, besonders für alle, die noch Hunger verspüren. Das heißt, entweder wieder zwei TL Passagesalz auflösen und trinken oder einen Einlauf wählen. Wer von euch hat Kopfschmerzen?"

„Ich, mein ganzer Schädel brummt und mir ist fast schlecht, mein Kaffee fehlt mir unglaublich", sprudelt es recht spontan aus Hanne heraus.

„Dann machst du zuerst einen Einlauf und musst danach bewusst viel trinken. Die Dosis der Vulkanerde auf 5 Kapseln erhöhen."

„Nur sehr ungern, die Kapseln liegen mir wie ein Stein im Magen!"

„Okay, dann versuche es mit dem reinen Pulver, dann fällt die Kapselhülle weg, so kannst du es selber dosieren. Füge soviel Wasser hinzu, bis es dir bekommt. Gut, noch mehr Beschwerden? Keine?"

„Doch, in meinem Kopf ist der Teufel los, ich bin übellaunig, grantig und könnte auf der Stelle alles hinschmeißen!" meldet sich Luisa.

„Hm, ein Fall von Entzugserscheinungen? Kaffee oder Süßigkeiten?"

„Wenn mir jetzt After Eight in die Finger kommen würde, könnte ich mich nicht zurückhalten, ich brauche das einfach. Ohne Süßigkeiten ist alles Mist!"

"Wie viel isst du denn pro Tag?"

„Eine Schachtel After Eight ist schnell verputzt und wehe, es gibt noch mehr im Schrank. Nach zwei Stunden stehe ich wieder vor dem Schrank!"

"Und das jeden Tag?"

„Je nach dem wie stressig mein Tag war, manchmal bin ich nach einer Schachtel zufrieden."

Ungläubig gucken die anderen Frauen auf Luisa und Hanne fragt: „Ist das dein Ernst?"

„Ja, leider, ihr seht es an meinem Gewicht, mein Hüftgold verstecke ich schon unter wallenden Blusen."

"Damit befindest du dich in guter Gesellschaft, das geht vielen so, sie geraten in die sogenannte Zucker-Schaukel und kommen da nicht mehr heraus. Durch die vielen Süßigkeiten steigt der Blutzuckerspiegel sprunghaft an und sinkt auch genauso schnell wieder, deshalb der Heißhunger nach 1 – 2 Stunden auf die nächsten Süßigkeiten. Um deine Laune zu verbessern, darfst du etwas Honig auf einen Teelöffel geben und diesen langsam lutschen. Damit steigt dein Blutzucker und dir wird es wieder besser gehen. Aber bitte ganz be-

dächtig und genüsslich lutschen. Möchte noch jemand etwas Honig?"

Anne lächelt und meint: „Könnte mir auch gefallen!"

„Bitte, gern!"

Anne leckt vorsichtig am Honig und verzieht das Gesicht: „Der schmeckt ekelhaft süß, kaum zu ertragen!"

„Und wie schmeckt er dir, Luisa?"

„Na wunderbar, aber kein Ersatz für mein After Eight! Mal sehen, ob sich meine Laune verbessert."
„Hier stehen Zitronenviertel auf dem Tisch, dürfen wir die auslutschen?"

„Ja natürlich, oder ihr drückt euch den Saft in euer Wasser. Die Zitrone wirkt beim Fasten basisch und hilft somit noch zusätzlich die vielen „SÄUREN" auszuscheiden.

Nun aber zu unserem FROSCH! Ab sofort begrüßen wir uns mit einem kräftigen „Guten Morgen, quaak, quaak, quaak." Alle diesen kurzen, knackigen Worte wie Pick, Klick, Klack, Kluck oder Petticoat sind sehr gut für euren Beckenboden. Wichtig ist, den hervorgestoßenen Laut immer mit der Ausatmung zu kombinieren.
Um kräftig zu quaaken, müsst ihr erst einatmen und bei „quaak" forsch ausatmen. Und dann merkt ihr, wie sich eure Beckenbodenmuskulatur bewegt. Unser Frosch sollte euch

gleich nach dem Aufwachen einfallen, somit kann „er" sofort mit dem Quaaken beginnen. Damit ihr es nicht vergesst, durchlebt der Frosch eine Geschichte:

Er wacht mit euch auf und quaakt,
  dann geht er gemütlich los,
    jetzt sieht er eine Eisenbahn und springt auf.
      Diese Eisenbahn fährt durch einen Tunnel,
        dann sieht der Frosch eine Libelle und springt hinterher.
      Er schnappt die Libelle und zieht sie genüsslich ein.
        Er legt sich auf die Seite und verdaut!

Für den Anfang macht ihr die Übung am besten morgens vor dem Aufstehen, nachmittags nach dem Leberwickeln und am Abend auch noch mal vor dem Einschlafen, also immer, wenn ihr in eurem Bett liegt."

„Ist das dein Ernst, das artet ja fast in Arbeit aus, warum so häufig?" nörgelte Elsa.

„Damit ihr es später in eurem normalen Tagesablauf integrieren könnt und nicht nach 3 Tagen schon wieder vergessen habt. Das Gehirn lernt nur durch die Wiederholung und ist Meister darin, alles, was Mühe bereitet und unbequem ist, schnell wieder zu vergessen.
Also: Unser Frosch sind unsere Beine, wir liegen auf dem Rücken, winkeln die Beine an, die Fußsohlen können sich berühren, somit fallen die Knie nach außen und wir „quaaken" mindestens 10 mal kräftig vor uns hin: „quaak, quaak, quaak". Das ist unser Ausgangsfrosch.

Die Beine aufstellen und jetzt beginnt der Frosch zu laufen. Dazu schaukeln wir mit dem Becken hin und her, vor und zurück, der Rücken wölbt sich, bleibt aber auf der Matratze liegen. Auch bitte 10 mal!
Jetzt springt der Frosch in die Eisenbahn, die Beine bleiben aufgestellt, die Arme ausstrecken, die Handflächen zusammen. Jetzt die Hände neben den rechten Oberschenkel. Die Handflächen zusammengelegt an das rechte Knie, dabei mit dem Oberkörper hochkommen. Kopf und Arme gleichzeitig bewegen mit einem kräftigen „tschu, tschu, tschu, tschu" wie eine richtige Eisenbahn!
Wiederholen mit den Händen am linken Knie.
Dann fährt die Eisenbahn durch einen Tunnel, dazu den Popo anheben, halten und quaaken!
10 mal den Po hochheben und halten!
Nun sieht der Frosch eine Libelle und versucht, sie zu schnappen, dazu die Beine anwinkeln, die Unterschenkel sind parallel zum Bett in der Luft, die Arme an der Seite und bei jedem Quaak den Po kräftig in die Luft heben, hoch damit!
Er hat es geschafft und saugt sie mit seiner Zunge ein.
Wieder in die Froschausgangsstellung. Einatmen und beim AUSATMEN die Libelle langsam und genießerisch in den Beckenboden einziehen!
Nun legst du dich auf die Seite, die Beine sind angewinkelt und liegen aufeinander. Die Füße bleiben zusammen.
Jetzt mit dem oberen Knie nach oben kommen. Nach dem 10. Mal die Seite wechseln.

(Siehe auch Seite 165 „Das Froschprogramm")

Mit dem Frosch lernst du den Bereich des Beckenbodens kennen. Er ist klein und besteht aus vielen verschiedenen Schichten, deshalb sind dies alles zarte Bewegungen.
Die Häufigkeit bestimmst du selbst. Da die Muskulatur sich nur langsam an diese Bewegungen gewöhnt, kann es sein, dass es dir am Anfang schwer fällt und du schon nach 5 mal keine Lust mehr hast.
Dann höre auf und mache die nächste Übung. Lieber wenige richtige Übungen als viele schnelle falsche Bewegungen.
Nach dem Üben kann sich in den folgenden Tagen eine Erstverschlimmerung einstellen, das heißt, es kann zur leichten Inkontinenz kommen. Nehmt dies als positives Zeichen, dass eure Beckenbodenmuskulatur wieder bewegt worden ist und freut sich darüber!
Klar, du freust dich nur bedingt, wenn wieder ein paar Tröpfchen in deinem Slip landen! Bitte, bitte deswegen nicht aufgeben!

Jetzt haben wir viel Theorie gehört, deshalb schnell an den Frühstückstisch. Die Smoothies aus Mango, Orange, Kaki und Mandelmilch stehen schon bereit und heute könnt ihr eurem Getränk selber „grüne Farbe" geben.

Dafür steht MORINGA auf dem Tisch – und da die meisten von euch Moringa höchstwahrscheinlich noch nicht kennen, werde ich euch etwas über Moringa erzählen.

Moringa ist ein äußerlich unspektakulärer Baum, aber seine Inhaltsstoffe sind ein Vitalstoff-„Hammer". Wenn man keine andere Nahrung hätte, könnte man sich ausschließlich von

diesem Baum ernähren und wäre bestens mit allem versorgt. Seine Fülle an gesunden Nährstoffen und Substanzen sichert ein gesundes Leben. Selbst die Lebensqualität von Kranken kann er noch verbessern. Und auch vorbeugend wirken.
Bei uns wächst der Baum nicht, hier ist es ihm zu kalt. Er liebt es warm! Deshalb kommt er meistens aus asiatischen Ländern, aber neuerdings wird er auch auf Teneriffa in Bioqualität angebaut.

Für uns Fastende ist der **Moringabaum** ein Geschenk der Natur. Mit seinen vielen lebensnotwendigen Aminosäuren, seinen Entzündungshemmern, den Antioxidanzien, reichlich Vitaminen und Mineralstoffen sowie Chlorophyll besitzt er eine besonders hohe Dichte an Nährstoffen.
Die Aminosäuren sind für Veganer eine wertvolle Eiweißquelle. Besonders das Arginin und Histidin halten unsere Gefäße sauber und damit gewährleisten sie die Fließgeschwindigkeit des Blutes.
Erst 2008 wurde man in Europa auf Moringa aufmerksam und bald erhielt der Baum die Auszeichnung „Pflanze des Jahres".
Außer den vielen Mineralstoffen wie Calcium, Kalium und Eisen, neben den Vitaminen und dem Chlorophyll ist das Zeatin – eine Substanz aus der Gruppe der Zytokinine – interessant: Es ist für das schnelle Wachstum des Moringabaumes verantwortlich.
Leider hat das Moringapulver einen starken, speziellen Eigengeschmack, es schmeckt nach Meerrettich und ist damit nicht Jedermanns Sache.
Wir geben nun Moringa in unsere Smoothies. Ihr nehmt so-

viel, wie euch schmeckt. Über die Menge kann jede selbst entscheiden.
Übrigens kann von diesem Super Baum alles verwendet werden: Blätter, Stängel, Samen. Er ist wirklich eine Gabe des Himmels, die jeder nutzen sollte!

Fynn meint: „Wenn ich ehrlich bin, ich habe von diesem Wunderbaum noch nie etwas gehört, bei uns wächst er ja auch nicht, eigentlich schade, hört sich wirklich vielversprechend an, was der alles in sich hat Vitamine, Mineralstoffe und dieses Wachstumshormon Zeatin. So viele gute Stoffe in einer Pflanze."

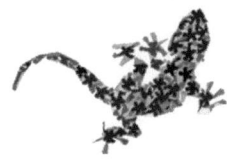

Heute ist so ein schöner Tag, den werde ich so richtig genießen. Außerdem könnte ich mal wieder meine Eltern besuchen. Ich war lange nicht mehr bei ihnen, sie werden mich bestimmt schon sehr vermisst haben...
Oh je, wie die Zeit vergeht, es ist schon wieder Mittag. Die Frauen kommen gelaufen, um ihre Kürbissuppe zu verzehren, und nun streuen sie sich Moringa nach ihrem persönlichen Geschmack in die Suppe.
Erstaunlich, die meisten nehmen doch recht viel, also mundet es ihnen. Fastende entwickeln ein sehr viel feineres Geschmacksempfinden als in Zeiten normaler Nahrungsaufnahme. Die Kürbissuppe muss vorzüglich schmecken, man sieht ihnen den Genuss richtig an.
Wie selbstverständlich wird erst Achtsamkeit dem Essen gegenüber gezeigt und geredet wird kein Sterbenswörtchen.

Danach ziehen sich fast alle stillschweigend zur Mittagsruhe zurück, nur Anne geht mit einem traurigen Ausdruck in die andere Richtung. Was ist passiert?
Ah, gut, Luisa geht ihr schon hinterher. Sie reden! Anne legt ihren Kopf an Lisas Schulter und ich höre ein leises Schluchzen. Meine Neugierde treibt mich, ich muss doch wissen, was da los ist.
Puh, es ist gar nicht so einfach, durch das dicke Gestrüpp zu schlüpfen.
Von hier kann ich gut hören, was sie sich erzählen.

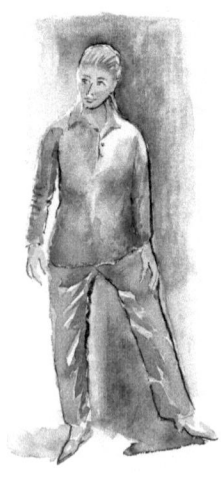

Anne
„Ich weiß nicht warum, aber es überkommt mich eine tiefe Traurigkeit, sobald ich an die leidenschaftlichen Erzählungen von Bärbel gestern denke. So eine Liebe zwischen zwei Menschen, einfach traumhaft. Ob ich mir das auch immer gewünscht habe? Bin ich im Unterbewusstsein neidisch? Warum kann ich nicht so leidenschaftlich lieben? Vielleicht liegt es an meinen Erfahrungen als junges Mädchen!"

„Was waren das für Erfahrungen?" fragt Luisa vorsichtig.
Anne schweigt, ihr Gesichtsausdruck zeigt Unschlüssigkeit und Angst, aber wovor? Sie atmet tief aus und sagt dann etwas resigniert:

„Okay, komm lass uns unsere Wärmflaschen holen, dann

erzähle ich es dir, obwohl ich bisher noch nie ein Wort darüber verloren habe."

Sie machen es sich auf den Liegestühlen im Gartenhäuschen gemütlich, Anne fängt an zu erzählen:

„Irgendetwas in mir drängt mich, es rauszulassen. Also: In der Pubertät war ich der typische Twiggy-Typ."

„Was ist bitte ein Twiggy-Typ?"

„Eine Kindfrau, eine Knosupe, die sich langsam öffnet, die Figur noch schlacksig und dünn, aber mit kleinen beginnenden Brustwölbungen. Auch der Po rundet sich zu weiblicherer Form. Für viele Männer sehr reizvoll, jung, knackig und unschuldig.

Mein Interesse an männlichen Wesen köchelte noch auf Sparflamme, besonders weil meine ältere Schwester schon kräftig dabei war, mit männlichen Wesen in Kontakt zu kommen und dadurch laufend Ärger mit unseren Eltern hatte.

Die fanden es natürlich überhaupt nicht lustig, dass ihre Tochter sich mit Jungs herumtrieb, und der ständige Spruch meiner Mutter war: „Am ersten Mann, mit dem du ins Bett gehst, hängst du für immer. Den wirst du dein ganzes Leben lang nicht vergessen".

Als ich dann auch Interesse am männlichen Geschlecht bekam und gerne flirtete, war mir dieser besagte Spruch meiner Mutter sofort präsent, falls einer mal mehr wollte als nur knutschen.

Auch ein damaliger Lehrer, der 13 Jahre älter war als ich, fand Gefallen an mir. Ich bekam immer ein liebevolles Küsschen im Kartenraum, wenn ich die Landkarten zurück brachte, und er streichelte mir auch schon mal unauffällig über den Po. Es schmeichelte mir, in seiner Gunst so hoch angesiedelt zu sein.

Als er mich fragte, ob ich ihn auf eine Klassenreise begleiten könnte, war ich stolz und nahm bedenkenlos an. Ich sollte mit meinen 16 Jahren auf 10jährige Schüler aufpassen, warum nicht! Reizte es mich, mal die Große zu sein? Schüler herumzukommandieren?

Ich dachte mir nichts Böses dabei … ich war mehr als naiv. Im Schullandheim bekam ich selbstverständlich ein schönes Einzelzimmer, wie es einer „Lehrkraft" zusteht.
Eines Abends lag ich in meinem Bett und nur der schwache Schein des Mondes brachte etwas Helligkeit in den Raum. Ich zog mir gerade zufrieden die Bettdecke um die Ohren, da öffnete sich ganz sachte meine Zimmertür und ehe ich begriff, was da gerade geschah, stand mein Lehrer vor meinem Bett und ließ schwungvoll-gekonnt seine Hose fallen.

Ich erstarrte zur Salzsäule als ich dieses riesige Vieh von steifem Penis sah und fühlte nur noch eine Bedrohung, als ob man mir ein spitzes, scharfes Messer in den Leib rammen wolle.

Blitzartig klingelten alle Alarmglocken in mir und die warnenden Worte meiner Mutter hämmerten in meinem Gehirn. Ich schoss mit einem kräftigen Hechtsprung aus

meinem Bett, sauste an ihm vorbei und rannte wie um mein Leben aus dem Zimmer, in die Damentoilette. Dort schloss ich mich ein. Am ganzen Körper zitternd, hockte ich auf dem Boden, horchte auf jedes kleine Geräusch.
Meine panische Angst vor dem geilen Bock, der mir folgen könnte, ist nicht zu beschreiben.
Damals muss ich wohl Stunden so zusammengekauert in der Ecke neben dem Klo verbracht haben, bis ich es wagte, mich ganz vorsichtig zu vergewissern, dass die Luft rein war.

Auf dem Flur brannte kein Licht, doch er könnte noch in meinem Zimmer sein! Ich schlich mich in den Mädchenschlafraum und legte mich, vor Angst und Kälte bibbernd wie Espenlaub, auf ein leeres Bett. Aber an Schlaf war in dieser Nacht natürlich nicht zu denken.
Diese negative Konfrontation mit dem prallen Leben hat mein Sexualleben sehr geprägt, immer wieder waren alle Alarmglocken in Betrieb – mich einmal fallen lassen? ein Fremdwort für mich!

Deshalb bin ich wohl eifersüchtig und neidisch auf Bärbels romantische Liebe. Und traurig. Alle diese Gefühle kamen bei mir hoch, als Bärbel so leidenschaftlich erzählte. Das hat in meinem Kopf so ein Chaos ausgelöst!
Mir ist bewusst geworden, dass meiner langjährigen Ehe jede Leidenschaft fehlt, jegliches Feuer, jegliche Romantik. Aber will ich das alles wegwerfen und mich in das nächste Abenteuer stürzen, was will ich?
Ich weiß es nicht, mein Kopf ist leer."

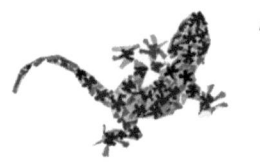

Schön zu sehen, wie Luisa Anne jetzt liebevoll in den Arm nimmt. Anne wischt sich mit dem Handrücken die Tränen von ihrer Wange. Luisa sagt nichts, was soll sie auch sagen, etwa: „Stürze dich ins nächste Abenteuer", oder: „Nimm den nächsten Mann, der sich bietet" – Wo wäre da die Romantik, die Liebe, nein das wäre falsch, doch eine bessere Idee hätte ich auch nicht. Häufig wird unser Leben von Erwartungen und Altlasten bestimmt, die uns daran hindern, die Dinge zu sehen, wie sie wirklich sind. Um dieses Problem zu bearbeiten, würde sich die Klopfakupunktur von Caro anbieten.
Doch bisher weiss außer Luisa ja noch niemand von Annes Geheimnis.

Nun stellt euch einen typischen sonnigen Spätsommer-Nachmittag vor. Für die Fasten-Frauen ist eine Radtour angesagt. Caro hat ihr ganzes Fahrrad-Körbchen für die Damen mit Wasserflaschen vollgepackt, sie müssen nämlich viel trinken, damit die „Schlackenstoffe", was das auch immer ist, ausgeschwemmt werden.
Alle reden ständig von diesen Schlackenstoffen; angeblich sollen sie entstehen, wenn der Körper sich von Ballast befreit wie Speckröllchen oder von irgendwelchen Metallen wie Blei oder Quecksilber aus dem Amalgam in den Zähnen.
Ich glaube, diese Liste könnte man unendlich verlängern. Faszinierend, aber so richtig verstanden habe ich das trotzdem nicht...
Deshalb bekommen sie ihre Vulkanerde von FROXIMUN. Scheint doch erheblich zu sein, was wir alles für Schadstoffe

mit unserer Nahrung und durch die Umwelt aufnehmen. Beim Fasten werden sie herausgelöst und die Vulkanerde saugt sie wie ein Staubsauger wieder ein, großartig, eigentlich ganz einfach.
Dieses Klinoptilolith-Zeolith, wirklich ein schwieriges Wort, also die Vulkanerde hat eine enorme Bindungsfähigkeit für Histamin, Amonium, Quecksilber, Blei und Cäsium, ohne selbst verstoffwechselt zu werden.

Ich lauschte den Anweisungen von Caro nur mit halbem Ohr, weil ich darüber nachdenke, ob die sportlichen Radlerinnen sich einen Kaffee im nächsten Dorf gönnen dürfen? Caro hat sich dazu noch nicht geäußert.

Bei den früheren Fasten-Gästen galt der Kaffee immer als ein „Medikament", das eingesetzt wurde, wenn der Blutdruck in den Keller rauschte oder sich Kaffee-Entzugserscheinungen wie Kopfschmerzen, Kreislaufprobleme oder Übellaunigkeit zeigten.
Ich nehme an, die Smoothiefaster müssen auch auf Kaffee verzichten, aber ein grüner Tee wird bestimmt erlaubt sein. Vielleicht sogar ein Matchatee, der entsteht durch das Vermahlen edler Grünteeblätter. Er fördert mit sogenannten Catechinen den Fettabbau und beschleunigt den Stoffwechsel. Aber der Geschmack ist ein wenig herb und grasig. Ich glaube nicht, dass es hier in einem Lokal Matchatee gibt, aber vielleicht einen Matetee, der könnte unsere Fastenden bei guter Laune halten durch seinen hohen Anteil an Koffein. Er eignet sich hervorragend als Espresso-Ersatz, auch er bringt den Stoffwechsel so richtig in Schwung.

Die Inkas kauten Mateblätter, um über mehr Energie und Durchhaltevermögen zu verfügen. Das wäre doch eine Möglichkeit, falls eine beim Radfahren schlapp macht.

Es ist kaum zu glauben, alle sind chic und sportlich gekleidet. Schwingen sich gekonnt auf ihre Drahtesel!
Okay, dann habe ich wirklich Zeit, mich weiter um meine Familie zu kümmern. Bevor ich mich auf den Weg mache, sehe noch mal hinunter Richtung Wanderweg, ob auch alle Zöglinge von Caro gut angekommen sind.

So eine große Familie ist schon klasse, ständig ist etwas los und man ist nie allein. Trotzdem ist es auch immer etwas anstrengend, warum eigentlich?

Familie sind doch die Leute, die wir lieben, unsere Wurzeln. Klar, alle wollen genau wissen, wie es mir geht, was es Neues auf meiner Finca gibt. Nervig sind die Vorwürfe meiner Mutter, ich würde nur alle Jubeljahre kommen. Ständig habe ich ein schlechtes Gewissen, dabei gebe ich mir viel Mühe, es allen recht zu machen.
Allein, die Entscheidung, meine Familie nach einer Stunde wieder zu verlassen, fällt mir sehr schwer.
Nichtsdestotrotz verabschiede ich mich liebevoll bei allen, denn ich höre die Radlerinnen schon mühsam strampelnd den Berg heraufkommen.

Endlich am Haus angekommen, fliegen die Räder in alle Ecken und unsere Sportskanonen suchen eiligst ihre Betten auf, um sich lang zu machen.

„Es war ein harter Nachmittag für euch. Großes Lob, keine warf das Handtuch. Alle erreichten, wenn auch mit Mühe und Not, die häuslichen Gemäuer.
Doch ihr seht, mit eurer Kondition ist es nicht weit her. Habt ihr euer Problem erkannt, dann handelt danach.

Wer schafft unsere FROSCHGESCHICHTE dreimal täglich? Klasse, vier von euch, die anderen schaffen es in den nächsten Tagen bestimmt auch.

Zur Belohnung gibt es heute Abend einen besonders leckeren Smoothie mit viel Mango und Kokosmilch. Moringa streut sich bitte jede nach Geschmack hinein und für die Hungrigen unter euch stehen noch Chiasamen auf dem Tisch.

Chia-Samen mundeten schon den Inkas auf ihren langen Wanderungen als Energielieferant, eine Handvoll pro Tag reichte ihnen.
Durch ihren hohen Anteil an Omega-3-Fettsäuren schützen sie unsere Gefäßwände und halten sie frei von den gefährlichen Plaques. Die Samen enthalten 20% hochwertige Eiweiße und nur wenige Kohlenhydrate.
Deshalb sind sie für Diabetiker geeignet, weil die Bauchspeicheldrüse entlastet wird. Sie schmecken nussig und sind ein Genuss in jedem Jogurt, im Müsli und natürlich in unseren Smoothies."

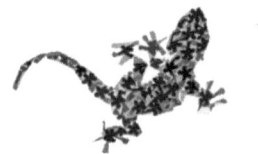

Ich spähe hinter meinem Bild hervor und stellte zufrieden fest, dass sich alle für die Abendruhe etwas Gemütliches angezogen haben. Interessant, wie sich ihr Ausdruck in dieser kurzen Zeit schon verändert hat: Hanne ist sehr viel fröhlicher geworden, Elsa dagegen sieht aus wie auf Krawall gebürstet. Hoffentlich platzt heute Abend nicht noch eine Bombe...
Caro fragt:

„Wie habt ihr den heutigen Tag erlebt?"

Freudig eröffnet Hanne die Runde: „Ich fühlte beim Radfahren eine Leichtigkeit, als ob ich fliegen könnte, alle meine Probleme nahm der Fahrtwind mit, traumhaft!"

Fast beleidigt, als ob sie persönlich angegriffen worden wäre, schießt es aus Fynn heraus:
„Ganz im Gegenteil, mich hat die Radtour genervt, ich fand es grausam, durch die Gegend gehetzt zu werden, ich wäre lieber auf meinem Zimmer geblieben und hätte gerne gelesen. Nur um nicht blöde aufzufallen, bin ich mitgekommen."

„Wäre es denn schlimm gewesen, wenn du blöde aufgefallen wärst?" will Caro wissen.

„Bestimmt hättest du versucht, mich mit deinem mütterlichen Gesäusel zu überreden, doch mitzukommen, oder etwa nicht?"

„Du gehst davon aus, dass ich so handeln würde, wie du es dir vorstellst, dass ich deine Welt genau so sehe wie du, so denke und urteile wie du.
**Du befürchtest, von mir verurteilt zu werden, wenn du einem Punkt in meinem Fastenprogramm nicht folgst. Du erlaubst dir nicht, dir deine Wünsche einzugestehen, und unterstellst mir, ich würde deiner Weigerung mit „mütterlichem Gesäusel" begegnen.
Vielleicht hätte ich ja ganz anders reagiert!"**

„Klingt fast logisch, aber momentan bin ich nicht in der Lage, dir zu folgen, in meinem Kopf ist nur Watte, ganz eigenartig, nur eine unterschwellige Aggressivität verspüre ich. Ich könnte, ohne mit der Wimper zu zucken, einen ganzen Milkahasen mit Haut und Haar verschlingen. Schon bei der Vorstellung läuft mir regelrecht das Wasser im Munde zusammen; stünde der Hase vor mir, ich würde ihn sofort killen!"

„Und mich gleich dazu ?"

„Komisch, irgendwie ja und ich weiß nicht warum, ich bin wütend auf dich ohne Grund, so ein Schwachsinn!"

„Das ist kein Schwachsinn, der Milkahase und ich stehen stellvertretend für jemanden anderen, den du eigentlich „killen" möchtest, es aber nicht wagst, weil du vielleicht diese Person nicht verlieren möchtest!"

Caro lächelte Fynn freundlich an und entlockt ihr damit

auch ein zartes Lächeln. Dann senkt sich ein Schleier der Traurigkeit über Fynns Gesicht. Ihre Mundwinkel fallen nach unten und ihre Gesichtszüge verhärten sich.

„Und mich hast du als Kratzbaum auserkoren, bei mir möchtest du dir die Krallen abwetzen, genau wie Kinder in der Pubertät – da ist die Mutter auch ständig der Kratzbaum. Die Kinder haben sich in der Schule geärgert und du bekommst es zu Hause ab und weißt überhaupt nicht warum. Hättest du denn eine Idee, was bei dir dahinter stecken könnte?"

„Im Moment überhaupt nicht, nur meine Mutter erscheint sporadisch in meinen Gedanken, aber etwas damit anfangen kann ich nicht."

„Dann warten wir mal ab, was das Fasten noch alles zu Tage bringt.
Also, dann wünsche ich euch eine gute Nacht und denkt bitte an unseren FROSCH!"

4.Tag

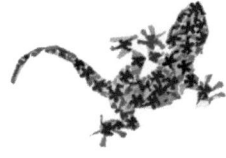

Ist das ein toller Sonnenaufgang! Auch heute ist es wieder ein Hochgenuss, als der grellorangefarbige Ball am Horizont auftaucht und sich die Nebelschwaden langsam auflösen.
Man könnte meinen, dass hier das Leben in einem langsameren Rhythmus läuft und man alles viel mehr genießen kann ohne die Hektik der Großstadt.
Ich jedenfalls genieße jeden Augenblick und meine zum Teil flotten Bienen lernen es bestimmt auch noch.

Gecko verstummt und schaut erwartungsvoll zum Frühstückstisch. Alle rufen lautstark im Chor „quaak, quaak, quaak" und schütten sich aus vor Lachen.

„Schön, dass ihr den Morgen so fröhlich beginnt, habt ihr alle gut geschlafen?"

Ein Chor von sieben Frauenstimmen ruft lautstark: „Danke, sehr gut und wir haben wunschgemäß den Frosch absolviert!

„Sehr schön, dann fahren wir in unserem Fastenprogramm fort."

Elsa lächelt und murmelt leise in ihren „Bart": „Geträumt habe ich, es war himmlisch. Nur leider weiß ich nicht mehr, was es war, zu schade!"

„Ja, ein Fastender träumt intensiver, deshalb legt auf euren Nachttisch ein Blatt Papier und etwas zum Schreiben, damit ihr euch sofort Notizen machen könnt, sobald ihr aufwacht, denn kurz nach dem Aufwachen ist meistens alles wieder vergessen.

Übt Achtsamkeit gegenüber eurem Körper, welche Signale er euch sendet. Damit wären wir beim Thema Wasser, ein recht heikles Thema, da jeder seine persönliche Vorliebe hat. Wer von euch trinkt gerne Mineralwasser mit Kohlensäure?"

„Nee, finde ich eklig, davon bekomme ich Magenschmerzen, ich trinke nur stilles Wasser, aber noch lieber das Wasser aus dem Wasserhahn", meint Bärbel recht spontan.

Fynn kichert: „Ich finde Wasser ausgesprochen fade und langweilig, Tee geht gerade noch, aber Wasser ist zum Waschen da und nicht zum Trinken."

„Dieses Thema wird überaus kontrovers diskutiert, weil sehr viel Emotion mit im Spiel ist.
Man sagt, Wasser wird das Gold der nächsten Generation. Jeder Mensch benötigt pro Tag 2 Liter reines Wasser für alle Stoffwechselvorgänge im Körper. Ohne Nahrung können wir wochenlang leben, aber ohne Wasser nur 4 Tage.
Wir Fastenden benötigen ein Wasser mit einer hohen Bindungskapazität, also möglichst frei von Fremdstoffen wie Blei und Kupfer, frei von Hormonen und Antibiotika. Ob wir Mineralstoffe aus dem Wasser aufnehmen können, wie zum Beispiel Calcium, ist übrigens umstritten. Außerdem hemmt

Kohlensäure zusätzlich die Calcium-Aufnahme, deshalb bekommt ihr hier echtes Berg-Quellwasser.
Reines Quellwasser besitzt die beste Leitfähigkeit, um Stoffe im Körper zu transportieren und genau das wollen wir doch, oder?"

„Mir fällt diese ewige Trinkerei normalerweise sehr schwer, ich bekomme gerade mal zwei Gläser pro Tag runter, als ob ich eine Trinkbremse in mir habe." Anne steht einen Augenblick wie belämmert im Raum und schaut betroffen in die Runde: „Geht das nur mir alleine so?"

„Welches Wasser hast du denn bisher getrunken?" will Elsa genau wissen.

„Ich vertrage keine Kohlensäure, Sprudelwasser kann ich also kaum trinken, dagegen von abgekochtem heißem Wasser bedeutend mehr."

Bärbel mischt sich ein: „Bei einer Ayurvedakur habe ich gelernt, dass heißes, abgekochtes Wasser sehr positiv für unseren Stoffwechsel ist. Seitdem trinke ich es nur noch und mit großer Begeisterung."

„Beim Fasten ist das Trinken das A und O, deshalb sind 2 bis 3 Liter pro Tag eure Pflicht!
Für unsere tägliche Bewegung fahren wir heute auf die Moräne, das ist ein langgezogener, weißer Dünenstrand.
Hier ist eure Aufgabe, 10 schöne Steine zu sammeln und diese mitzubringen."

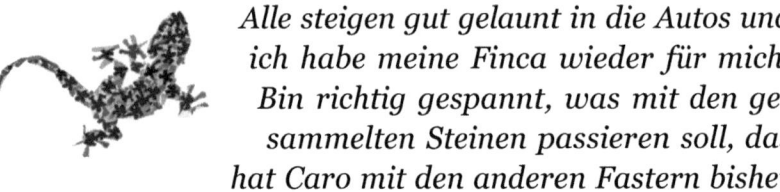
Alle steigen gut gelaunt in die Autos und ich habe meine Finca wieder für mich. Bin richtig gespannt, was mit den gesammelten Steinen passieren soll, das hat Caro mit den anderen Fastern bisher nie gemacht. Ich scheine müde zu werden, meine Äugelein fallen zu, also gönne ich mir ein kurzes Schläfchen, bis wieder Leben in die Bude kommt. Richtig schön, wenn es hier ruhig ist!

Ich schrecke abrupt hoch aus meiner Entspannung; es sind schon zwei Stunden vergangen, wo bleiben meine Mädels? Denen gefällt wohl der lange Sandstrand, da können sie sich so richtig austoben und vielleicht eine Sandschlacht machen, um ihre Aggressionen abzubauen.
Doch horch, ist da nicht ein Motorengeräusch, hört ihr, sie kommen. Alle sind prima gelaunt, alle tragen ihre „Beute" wie einen kleinen Schatz. Alle strahlen, setzen sich fast wortlos an den Tisch und warten geduldig auf ihre dampfende Brokkoli-Petersiliensuppe.
Nach dem Essen folgt die obligatorische Mittagsruhe mit Leberwickel.

Es dauerte schon recht lange, bis mir klar wurde, dass sich alle Fastenden trotz ihrer großen Unterschiedlichkeit doch auch ähnlich sind. Alle haben sich freiwillig auf ein Abenteuer eingelassen, ohne den Ausgang zu kennen. Ihr werdet mich besser verstehen, wenn ihr gleich an den Erzählungen von Elsa teilhaben dürft.
Sie setzen sich in einen Kreis und jede legt ihre Steine vor

sich hin. Jetzt nehmen sie so viele wie möglich in die Hände, schließen die Augen und schütteln sie vergnüglich. Der Gesichtsausdruck jeder einzelnen spiegelt ihre Freude daran wieder. Wow, das sind tolle Steine, einige schillern in mehreren Farben, andere sind perfekt rund, wie geschliffen. Richtig kleine Kunstwerke der Natur. Das Schütteln scheint angenehm zu sein, keine hört freiwillig auf.

„Jetzt fühlt bitte jede in sich hinein: Wie fühlen sich die Steine an? Was machen die Steine mit mir? Werde ich unruhig oder ganz gelassen?
Wie ist euer Befinden mit den Steinen in der Hand? Wenn es sich für euch sehr gut anfühlt, dann behaltet nur einen Stein in den Händen und legt die anderen vor euch hin. Wenn es euch sehr schlecht geht, müsst ihr versuchen, alle zehn Steine in den Händen zu halten. Jede schätzt ihr Befinden selber ein und behält die entsprechende Anzahl Steine in der Hand."

Nun beginne ich zu ahnen, welche Funktion die Steine haben. Elsa versucht ganz verzweifelt, alle Steine in ihren Händen zu halten, was ihr nicht gelingt – in ihrem Gesicht zeichnet sich aufkommende Panik ab. Die anderen Frauen halten recht entspannt ein bis drei Steine in ihren Händen. Und Elsa? Sie nimmt ihre Brust zur Hilfe, um die vielen Steine halten zu können.

Elsa sagt: „Ich werde traurig, Schuldgefühle kommen hoch, ich beiße die Zähne zusammen, ich glaub', ich fang an zu zittern!"

„Möchtest du, dass dich jemand in den Arm nimmt?"

Es ist mucksmäuschenstill, alle Augen sind auf Elsa gerichtet, aber sie schaut betreten auf den Boden.
Nach einer gefühlten Ewigkeit steht Elsa wortlos auf und geht auf Bärbel zu und fragt:

„Darf ich mich zu dir setzen?"

Bärbel breitet wortlos einladend ihre Arme aus und umschlingt liebevoll Elsas Körper.
Was hat Elsa bewogen, sich Bärbel auszusuchen? Wir werden es wohl nicht erfahren. Vielleicht war es Bärbels offenherzige Erzählung am 2. Tag?
Caro ergreift vorsichtig das Wort:

„Ich sehe, allen anderen geht es, der Zahl der Steine nach zu urteilen, gut.
Mit diesen Steinen sollt ihr euch jeden Tag eurer Stimmung bewusst machen, jeden Tag Achtsamkeit: Wie geht es mir, was bewegt mich, was braucht meine Seele?
Wenn euch die Steinlast zu groß wird und ihr sie in der Gruppe abladen möchtet, sind wir jederzeit bereit, zu helfen."

Elsa hebt vorsichtig ihren Kopf und sagt mit fester Stimme in die Runde:
„Ich möchte eure Hilfe, denn immer versuche ich meine Probleme vor mir selbst zu verdrängen. Normalerweise kann ich darüber überhaupt nicht sprechen.

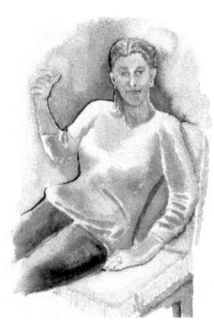

Elsa

Eigentlich ist alles paletti in meinem Leben, ich bin glücklich verheiratet mit einem erfolgreichen Architekten, wohne in einem schönen Haus am Rande der Großstadt, habe eine reizende Tochter und keinerlei finanzielle Sorgen. Eigentlich sind wir eine Bilderbuch-Familie.
Warum will mein Inneres daran rühren? Ich könnte mein Problem einfach weiter totschweigen und alle wären glücklich wie bisher.
Nur, leider fühle ich eine Schuld – eine Schuld, die wie ein Mühlstein auf mir lastet. Ich könnte in Tränen darüber ausbrechen, doch die Tränen würden nichts nützen, da ich nichts ändern kann, ohne meine ganze Familie zu zerstören.
Bisher empfand ich das immer als gottgewollt, aber durch das Fasten wird mir die ganze Schwere meines Problems bewusst.
Mein Mann ist ein guter Jugendfreund von mir, wir kennen uns schon aus der Schule. Er war immer der Schwarm aller Mädchen und ich war unendlich stolz, als er sich für mich interessierte. Er sah bombig aus: groß, sportlich und kam aus einem guten Elternhaus. Als er um meine Hand anhielt, schwebte ich auf Wolke sieben, aber ich war erst 20 und meine Eltern waren gegen eine Hochzeit.
Unsere heimliche Zweisamkeit gestaltete sich so, wie es Oswald Kolle, der damalige Sexaufklärer, empfahl: Im komfortablen Bett und möglichst bei Dunkelheit, also nicht sehr einfallsreich.

Auf einer Künstlermesse lernte ich dann einen irren Typen kennen, der das völlige Gegenteil von meinem Freund war: kein Geld, irgendwie schräg drauf, aber er hatte eine unwahrscheinliche Anziehungskraft.
In seiner Nähe standen mir alle Nackenhaare zu Berge, das Zusammensein mit ihm fühlte sich an wie Abenteuer pur.
Ich traf mich einige Male mit ihm. Schon die Gespräche mit ihm waren ein Genuss; voller Spannung, Vertrautheit, es knisterte kräftig zwischen uns. Ich glaube, wir waren beide schwer verliebt.
Aber er war eben kein Mann zum Heiraten.
Ich wollte meine Sicherheit und meine gute Partie nicht aufgeben für ein Abenteuer.
Wir verloren uns aus den Augen, doch eine Woche vor meiner Hochzeit führte uns das Schicksal noch einmal zusammen: Wir begegneten einander zufällig auf der Straße.
Seine Stimme, seine Hände ... mein Innerstes vibrierte. Ich wollte immer weggehen, doch irgendetwas hielt mich.

Er machte seine erste Kunstausstellung in dieser Stadt, wohnte im Schrebergarten eines Freundes und schwärmte in den höchsten Tönen von der Blumenpracht dort. Innerlich widerstrebend ging ich mit hin.
Bei strahlendem Sonnenschein saßen wir in der Hollywoodschaukel und klönten und klönten, wie ein vertrautes Pärchen. Es war bilderbuchartig: der laue Sommerwind, der Duft und die Farbenpracht der Blumen. Romantik pur.
Plötzlich strich er mir mit seinem grazilen Zeigefinger über meinen Mund, zart wie ein Hauch.
Wie elektrischer Strom schoss es durch meinen Körper, alle

Pferde gingen mit mir durch – und ehe ich Luft holen konnte, lag ich schon in seinen Armen und wir küssten uns mit wilder Leidenschaft. Seine Hand glitt sanft unter meine Bluse. Ich spürte eine Leidenschaft, wie ich sie noch nie erlebt hatte, überwältigend! Unsere Körper begegneten sich. Ich wurde schwach, ich konnte dieser Erregung nicht widerstehen und erlebte den schönsten Orgasmus meines Lebens. Wir waren eine Einheit, wir waren eins!
Dann das böse Erwachen: Was habe ich getan, habe ich jetzt mein ganzes Leben verpfuscht?
Er spürte meine Verzweiflung, drückte mich an sich und flüsterte mir liebevoll ins Ohr: Es bleibt unser schönstes Geheimnis!
In Panik verließ ich die Gartenlaube, raste wie benommen nach Hause und warf mich voller Entsetzen auf mein Bett. Ich heulte und heulte, die Tränen flossen wie Sturzbäche aus meinen Augen, bis ich vor Erschöpfung einschlief.
Am nächsten Morgen stand mein Entschluss fest: Es bleibt für immer mein schönstes Geheimnis!

Ich heiratete meinen Mann, es war eine traumhafte Hochzeit, ich liebte meinen Mann und neun Monate später kam unsere Tochter auf die Welt.
Meine Welt war wieder völlig in Ordnung, bis meine Tochter fünfjährig mit ihrem Fahrrad schwer stürzte und ins Krankenhaus musste, um einen komplizierten Armbruch zu versorgen. Zur Vorsicht bestimmte die Klinik ihre Blutgruppe.
Als ich das Untersuchungsergebnis las, wurde ich leichenblass.

In meinem Kopf überschlugen sich die Gedanken, es zog mir die Füße weg, mir wurde schwarz vor Augen, denn sie war RH positiv getestet worden. Mein Mann und ich sind RH negativ, also kann ihr „Vater" nicht ihr Vater sein. Ich wusste sofort, wer ihr Erzeuger war, aber was sollte ich machen? Wir waren eine glückliche Familie, meine Tochter vergötterte ihren Papa, und auch mein Mann liebt seine Tochter über alles – sollte ich das alles zerstören?
Im Internet recherchierte ich, was mein „Künstler" machte. Er lebt in Süddeutschland im eigenen Atelier!
Als meine Tochter eingeschult wurde, dachte ich, das wäre der richtige Augenblick, um ihr die Wahrheit zu sagen. Als sie aber freudestrahlend ihrem geliebten Papa in die Arme fiel, ließ ich von meinem Plan ab, sie einzuweihen.
Ich biss mir auf die Zunge und schluckte die Wahrheit wieder hinunter.
Um damit fertig zu werden, schrieb ich einen Brief an meine Tochter, versiegelte ihn und versteckte ihn.
Dann holte mich der normale Alltag wieder ein und die Angelegenheit verlor an Bedeutung.
Viele Jahre später, als meine Tochter in die Pubertät kam, meinte ich, sie sexuell aufklären zu müssen und wollte diese Gelegenheit nutzen, um mein Geheimnis loszuwerden. Doch sofort wiegelte meine Tochter meine Worte ab und sagte seelenruhig: „Ach Mama, meinst du, ich weiß nicht Bescheid?!"
Alle Gesichtszüge entgleisten mir, woher wusste sie es? In Sekunden gingen mir die verschiedensten Möglichkeiten durch den Kopf, und bevor ich sie fragen konnte, redete sie weiter:

„Keine Angst, ich schlafe nicht mit einem Jungen und wenn, holen wir uns erst die Pille, oder?" Obwohl ich meinte, stabil zu sein, überzog sich auf der Stelle mein Körper mit einer schmerzenden Gänsehaut. Mir blieb die Luft weg und ich stand mit offenem Mund völlig perplex da, unfähig, auch nur ein weiteres Wort herauszubekommen.

So schrieb ich wieder einen Brief, versiegelte ihn und versteckte ihn. Den dritten Anlauf nahm ich zu ihrem 18.Geburtstag, und – um es kurz zu machen – auch da verließ mich der Mut wieder sehr schnell, weil unser Verhältnis recht angespannt war wegen ihres ersten Freundes, den ich nicht mochte.
Wieder schrieb ich nur einen Brief, den ich ihr nicht übergab. Somit trage ich diese Last noch heute mit mir herum und meine Tochter ist inzwischen 28 Jahre alt."

Das Gesicht von Elsa wird sehr traurig, eine Träne läuft ihr über die Wange, die zweite folgt rasch.

„Was kann ich tun? Ich scheine mich nicht ohne Grund für das Fasten entschieden zu haben, doch welche Lösung gibt es? Ich möchte nicht drei Menschen unglücklich machen, nur weil ich mich für einen kurzen Augenblick nicht im Griff hatte. Wie gerne würde ich es ungeschehen machen, aber es geht nicht mehr! Ich kann mich drehen und wenden, wie ich will. Was soll ich bloß machen?"

Nach einer längeren Minute allgemeinen Schweigens bricht Caro die Stille:

„Schicke deiner Tochter die Briefe und erkläre ihr, was dich davon abgehalten hat, es ihr schon früher zu sagen!"

„Aber wenn meine Tochter dann mit mir bricht?"

„Dann musst du das aushalten und daran wachsen. So jedenfalls gehst du gesundheitlich kaputt!
Fühle bei der heutigen Achtsamkeitsmeditation in dich hinein, dann überschlafe alles, und morgen sehen wir weiter."

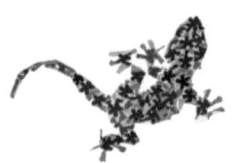

Puh, da bin ich aber mal gespannt, wie die Geschichte ausgeht.
Ich bemerke eine sachte Bewegung in der Gruppe. Die Kerzen werfen große Schatten. Nach und nach stehen die Frauen geräuschlos auf und hauchen ein leises „gute Nacht". Jetzt bin ich mit Caro allein im Raum und erkenne genau, dass Elsas Schicksal einiges bei ihr ausgelöst hat, eine Gefühlslawine!
Sie geht zum CD Player und legt ihr Lieblingsstück auf. Die Kerzen flackern und werfen unheimliche Schatten an die Decke. So seltsam wie die Stimmung im Raum.

5. Tag

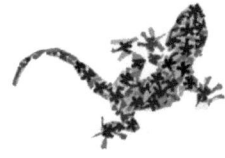
Für einen winzigen Augenblick hatte ich tatsächlich die Absicht, direkt in Elsas Zimmer zu gucken. Meine gute Erziehung hielt mich dann aber doch zurück und so warte ich nun ganz gespannt ab, was heute alles passieren wird.
Oh, was für eine schöne Stimme, sie kommt aus dem Esszimmer – nein, aus der Küche. Bevor der letzte Ton verklungen ist, sehe ich Elsa und Caro eng umschlungen in der Küche stehen. Schade, nun habe ich von ihrem Gespräch überhaupt nichts mitbekommen. Ich höre nur noch, wie Caro sagt: „Du hast wirklich eine himmlische Stimme!"
Sie begrüßt die Gruppe:

„Guten Morgen!"

„Guten Morgen, quaak, quaak, quaak!"

„Klappt wirklich prima, macht ihr auch brav eure Übungen?"

Ein kleiner Chor ertönt mit einem langgezogenen: „Jaaaaaaaaa, natürlich quaaken wir!"

„Das hört sich gut an!
Heute steht nun der Blasenbelastungstest auf unserem Programm. Das heißt: Alle trinken in kurzer Zeit einen Liter Wasser und dokumentieren genau, wie lange es dauert, bis es euch auf die Toilette treibt.

Ich betone noch einmal „treibt"; also nicht beim ersten Bedürfnis gleich losjagen, sondern in euren Körper hineinhorchen und warten, bis ihr es nicht mehr anhalten könnt.
Für die Mutigen von euch: Es gibt einen Trick, um den Harndrang hinauszuschieben.

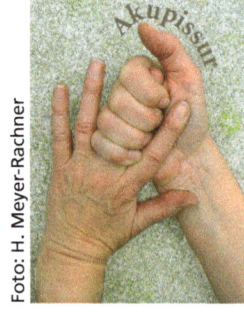

Ihr nehmt den Mittelfinger der linken Hand, umfasst ihn mit der rechten Hand und drückt so kräftig, wie es für euch noch angenehm ist.
Dann beschäftigt ihr euch mit etwas ganz anderem.
Und ihr werdet sehen, euer Gehirn hat das „Müssen" vergessen.

Der Trick ist hilfreich, wenn das dringend benötigte Klo nicht zur Verfügung steht und man gezwungen ist, anzuhalten.

In euer Protokoll schreibt ihr genau die Uhrzeit, wann ihr auf der Toilette wart. Zählt dann beim Wasserlassen, bis kein Urin mehr kommt. Diese Zahl notiert ihr auch im Protokoll.

„Was hat das für einen Sinn?" will Fynn wissen.

„Damit schätzt man die Füllung der Blase ab. Jede kann herausfinden, ob ihre Blase ein gutes Fassungsvermögen hat. Das letzte Bisschen aus eurer Blase bekommt ihr am Besten mit einem kräftigen „Fütt" heraus, denn Restharn bedeutet immer eine erhöhte Infektionsgefahr.
So nun entlasse ich euch bis zum Mittagessen. Sucht euch

ein Plätzchen zum Tratschen oder ein stilles Eckchen zum Träumen oder Lesen, jede wie es sich für sie richtig anfühlt. Kein Gruppenzwang, sondern Achtsamkeit für euren Körper und eure Seele."

„Ich gehe an den Pool, mir ist nach Tratschen, wer kommt mit?" ruft Luisa in die Runde.
Wie aus einem Munde rufen Hanne, Bärbel und Elsa: „Ich komm' mit!"

„Ich mache es mir so richtig gemütlich, gibt es irgendwo eine Decke? Ach, ich sehe schon einige", sagt Luisa.
„Also, wenn ich ehrlich bin, interessiert mich das alles nur am Rande. Ich hatte noch nie Probleme mit meinem Beckenboden oder meiner Blase, aber ich trainiere sie auch regelmäßig mit meinen Liebeskugeln und möglichst häufigem Sex!"
„Womit trainiert du?" fragt Elsa fassungslos; ihr Gesicht spricht Bände.

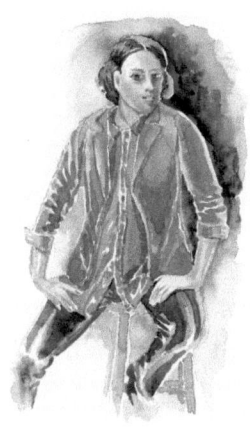

Luisa

„Zum einen gibt es diese Konen, die man bei Blasenschwäche vom Gynäkologen verschrieben bekommt, aber das sind nur einfache *Boller*, die man in der Vagina halten soll, die haben nichts mit „Liebe" zu tun.
Wenn ich die trage, vergesse ich sie meistens, was natürlich toll ist. Aber beim nächsten Wasserlassen wirst du

von einem lauten BLOBB geweckt und findest sie in der Toilettenschüssel wieder."
Elsa schüttet sich aus vor Lachen und steckt alle kräftig an.

„Die sogenannten „chinesischen Liebeskugeln" sind damit nicht zu vergleichen. Das sind zwei metallene Kugeln ineinander, die bestimmte Schwingungen abgeben und damit den Beckenboden trainieren und zusätzlich noch den G-Punkt stimulieren. Sehr gut geeignet, um dem Vorspiel mehr Pepp zu geben.
Als ich Anfang zwanzig war und in einer tiefen Krise steckte, machte mich eine Freundin auf die Liebeskugeln aufmerksam, aber eigentlich mehr, um mein Sexleben zu intensivieren.
Meinem inneren Schamgefühl zum Trotz wagte ich mich damals todesmutig in einen Beate-Uhse-Sexshop. Da es damals das Internet noch nicht gab, war heimliches Kaufen nicht so einfach!
Seitdem benutze ich permanent Sexspielzeug und meinen Männern gefällt das kolossal. Ich verführe sie damit nach Strich und Faden, denn für ihre Frauen zu Hause ist so etwas tabu."
Sie verzieht das Gesicht ein wenig, und fragt die anderen mit jugendlicher, klangvoller Stimme:
„Ihr seht mich an, als ob ich eine Außerirdische sei. Was schockiert euch an Sexspielzeug?"

Elsa läuft es kalt den Rücken hinunter und sie versucht, mit Fassung auszusprechen, was sie empfindet: „Für mich hat das etwas Unmoralisches, es ist anrüchig und lasziv dazu."

Nun wird Luisa leidenschaftlich. Ihre Augen glänzen. Ohne Umschweife vertritt sie ihre Meinung:
„Warum darf es beim Sex keinen Spaß geben? Warum tut *man* so was nicht? Das sind völlig veraltete Moralvorstellungen.
Was ist schon dabei, Sexspielzeug zu benutzen?

Eure Kinder dürfen auf dem Spielplatz doch auch alle Geräte ausprobieren und müssen nicht immer nur brav in der Sandkiste die ganze Zeit Kuchen backen.
Aber in eurer Ehe ist dann wohl meistens die Missionarsstellung angesagt, am besten noch bei Dunkelheit, alles andere ist verpönt und damit hat es sich!
Wie langweilig, jahrelang immer das Gleiche!

Nach einer großen Enttäuschung in jungen Jahren mit dem männlichen Geschlecht – das sei hier nur am Rande erwähnt – habe ich damals beschlossen: Mich verletzt kein Mann mehr in meinem Leben!
Ich habe den Spieß umgedreht. Die Männer liegen mir zu Füßen, sie beten mich an beim Sex", sagt Luisa nicht ohne Anzüglichkeit.

„Ich will nicht neugierig sein, aber darf man wissen, warum du so schlecht auf die Mannswelt zu sprechen bist?"

„Klar, das ist kein Geheimnis. Als sich der hübscheste junge Mann aus meiner Schulklasse in mich verliebte und ich seine Liebe erwiderte, dauerte es nicht lange, bis wir ein Paar wurden. In unseren jugendlichen Gehirnen herrschte nur ein Gedanke: Wie können wir ein unbeschwertes Leben zusammen verbringen? Ohne Geld, ohne Ausbildung, wir wollten nur von Luft und Liebe leben, mehr benötigten wir wirklich nicht.

Wir klebten aneinander, waren nach Möglichkeit keine Sekunde ohne den anderen. Seine körperliche Nähe zu spüren, war das wichtigste auf der Welt für mich. Alle Einwände unserer Eltern waren für uns nicht relevant.

Wir hauten einfach von zuhause ab. Wir schlugen uns mit Hilfsarbeiten durch, schliefen mal in einer Scheune, wurden von wildfremden Menschen eingeladen und lebten vor allem von unserer Liebe.

Verhütung passte nicht in unser Weltbild und so wurde ich schwanger, auch kein Problem für uns. Wir kehrten nach Hause zurück und wurden mit offenen Armen aufgenommen.

Vier Wochen vor dem Geburtstermin war die Hochzeit geplant, doch unser kleiner Sohn hatte es eiliger und kam eine Woche vor der Hochzeit auf die Welt. So heirateten wir mit unserem kleinen Sonnenschein auf dem Arm. Mein Mann war ein liebevoller Vater, er kümmerte sich rührend um unseren kleinen Schatz. Wir beide gingen arbeiten und meine Mutter beaufsichtigte den Säugling.

Wir genossen das Leben in vollen Zügen, bis sich etwas einschlich, das ich zunächst nicht einordnen konnte:

Mein Mann verweigerte den Sex. Ich konnte mir noch so viel Mühe geben, immer hatte er eine Ausrede.

Erst dachte ich, es hätte mit der Geburt unseres Kindes zu tun, denn wir hatten nach der Entbindung 3 Monate keinen

Sex gehabt, weil mein Frauenarzt es mir verboten hatte, was ich gar nicht witzig fand.
Tatsache war: Mein Mann veränderte sich irgendwie. Ich verstand es nicht und meinte, es läge an mir. Schließlich ging mein Mann immer häufiger außer Haus und ich blieb mit unserem Sohn alleine."

Elsa hält ihren Kopf leicht schräg und meint fast trotzig: „Was willst du? Meine Frauenärztin meinte, ich dürfe ein ganzes Jahr lang nach der Geburt unseres Kindes nicht mit meinem Mann schlafen!"

„Wollte die deine Ehe aufs Spiel setzen? Sollte dein Mann alles durch die Rippen ausschwitzen? Das war wohl eine alte Jungfer, die keine Ahnung hatte, oder?"

„Da magst du Recht haben, sie war schon ein älteres Modell, etwas verhärmt! – Aber wie geht deine Geschichte nun weiter?" will Elsa wissen.

„Hm, eines Tages kam mein Mann und sagte mir in einem sehr liebevollen Ton, er liebe mich von ganzem Herzen und unseren Sohn auch, aber er hätte sich in einen Mann verguckt, und das hätte ihm neue Welten eröffnet.
Ich begriff erst überhaupt nicht, was er damit meinte, ich schaute ihn nur völlig fassungslos an. Er liebte neuerdings einen Mann? Und den liebte er mehr als mich? Das erschien mir total abwegig. Unsere große Liebe, unsere Leidenschaft, unsere kleine Familie, das alles sollte nun vorbei sein?

Das durfte nicht sein. Ich kämpfte wie eine Löwin, aber umsonst. Das Ende kam wie Blitz und Donner auf einmal, plus Sturzregen. Ihr könnt euch vorstellen, wie mir zu Mute war, als meine ganze kleine heile Welt wie ein Kartenhaus zusammenstürzte. Ich stand vor dem Nichts.
Erzählte ich jemandem diese Geschichte, sah ich stets in ein ungläubiges Gesicht und bekam nur ein mitleidiges Lächeln.

Nur meine Mutter unterstützte mich: Sie bot mir sofort an, wieder in mein Elternhaus zu ziehen.
Ich stand völlig unter Schock und war zu keiner Entscheidung fähig. Zu meinem Mann brauchte ich aber definitiv Abstand, und so zog ich mit meinem kleinen Schatz zu meinen Eltern.
Ich stand vor einem emotionalen Scherbenhaufen und war körperlich und seelisch am Ende. Eine schwere Zeit!
Eine starke Depression gab mir sprichwörtlich den Rest, nichts ging mehr ... Ich war am Ende.
Meine Rettung waren meine Eltern, die sich liebevoll um meinen Sohn kümmerten.
Nach Monaten erwachte ich langsam wieder und kam Schritt für Schritt zurück ins Leben.
Männer waren ein rotes Tuch für mich.
Ich verfiel in die unterschiedlichsten Stimmungslagen, von tiefster Niedergeschlagenheit bis hin zu übersprudelnder Lebensfreude, bis eines Tages meine beste Freundin zu mir sagte: „Du hattest immer so viel Spaß am Sex, warum benutzt du nicht die Männer? Mach sie dir gefügig."
Erst kapierte ich nicht, was sie damit meinte, bis sich ein

Kollege für mich interessierte, den ich sogar ziemlich sympathisch fand. Ein anständiger Kerl, etwas aufgeblasen und sich der Würde seines Amtes als Abteilungsleiter sehr bewusst, aber gutherzig und immer hilfsbereit, es sei denn er verfing sich in der Falle seines Perfektionismus. Mit viel Einfühlungsvermögen erweckte er die verschüttete, lustvoll-weibliche Seite in mir wieder.
Ich hatte die Worte meiner besten Freundin noch präsent und ebenso den Schmerz über den Verlust meines Ehemannes, und so kaufte ich mir das erste Sexspielzeug.
Ich fing mit Liebeskugeln an, dann folgten ein Dildo und schließlich ein Vibrator. Zur damaligen Zeit galt das als etwas Perverses, so etwas schickte sich nicht! Aber mein Freund war hellauf begeistert.
Wir sprachen über unsere sexuellen Wünsche und Vorlieben mit großer Selbstverständlichkeit. Er verwöhnte mich, ich verwöhnte ihn, er machte mir tolle Geschenke und wir genossen unsere Zeit, ohne weitere Ansprüche an den anderen zu stellen.
Als er in eine andere Stadt versetzt wurde, war das zwar schade, aber die Welt ging deshalb nicht unter."

„Ich bin auf dem Gebiet vielleicht etwas sehr unwissend; einen Vibrator kenne ich gerade noch, aber was ist ein Dildo?" Elsa starrt Luisa verständnislos an.

Beide brechen spontan in ein wieherndes Gelächter aus und können sich kaum halten. Lachen ist eine mögliche Strategie, um mit diesem schambesetzten Thema umzugehen.

Nachdem sie sich beruhigt haben, antwortet Luisa: „Ein Dildo ist die starre Nachbildung eines erigierten Penis, er wird benutzt zur Stimulation der Klitoris und des sogenannten G-Punktes in der Vagina. Man kann ihn außerdem in die Vagina einführen, schlankere Modelle auch in den After. Das geht solo oder beim gemeinsamen Sex."

Elsa lächelt: „Toll, was man beim Fasten so alles ganz nebenbei noch lernt! Schnell jetzt, Caro ruft uns !"

Caro: „Darf ich bitte die Protokolle haben?"

Hanne, Bärbel und Elsa gucken sich fragend an, sie haben nichts geschrieben, sie haben noch nicht einmal einen Gedanken an die Toilette verschwendet. Sie geben einen leeren Zettel ab, genauso wie Luisa.
Caro schaut lächelnd auf die Zettel und meint zu den Damen:

**„Euer Vormittag verlief so amüsant, dass ihr an alles gedacht habt, nur nicht ans Pipimachen.
Das zeigt: Wenn das Gehirn abgelenkt ist und sich mit anderen wichtigeren, interessanteren Sachen beschäftigt, verschiebt es das „Müssen".**

Bei Anne sieht es schon anders aus: Nach einer halben Stunde warst du das erste Mal auf der Toilette und konntest nur bis 10 zählen, das ist ziemlich kurz. Knapp eine halbe Stunde später warst du schon wieder dort. Logisch, dass noch nicht wieder viel Urin in deiner Blase sein konnte; das typische Zei-

chen für eine überaktive Blase. Wird dein tägliches Leben durch diesen quälenden Harndrang bestimmt?"

„Ja, ich muss zusehen, dass immer eine Toilette in der Nähe ist, oder ich trinke tagsüber so gut wie gar nichts, um nicht auf die Toilette zu müssen. Manchmal ist der Harndrang nämlich so stark, fast überfallartig, dass ich es kaum noch auf die Toilette schaffe.
Jeder Gang aus dem Haus ist der blanke Horror und nur noch mit einer Binde für mich vorstellbar. Auch nachts muss ich mindestens 3mal schnell aus dem Bett.
Ich bekam vom Arzt die Diagnose **Reizblase** – und damit ließ er mich alleine. Ursachen: Stress, vegetatives Nervensystem und natürlich die Geburt."

„Das vegetative Nervensystem spielt dabei eine nicht unerhebliche Rolle. Und wenn man erst einmal in der Angstschleife rotiert, ist sehr schwer, da wieder heraus zu kommen.
Das A und O ist der Beckenboden. Wenn der nicht kräftig ist, ist alle Liebesmüh' umsonst. Ein ausgeleiertes Gummiband kann ich nicht benutzen, um etwas zu verschließen.
Ist der Beckenboden dagegen trainiert, ist er stark, besteht die Chance, dass der nervige Harndrang wieder verschwindet. Bestehen die Beschwerden aber schon länger, so werdet ihr auch für den Erfolg länger benötigen.
Dann kommen die Ausreden: die Geburten, das schwache Bindegewebe, die hormonelle Umstellung in den Wechseljahren und das Übergewicht – aber all das ist kein Grund, seinen Beckenboden nicht zu trainieren.

Häufig wird dann einfach nicht mehr getrunken, damit ich mir den Toilettengang spare – ist das der richtige Weg?"

„Natürlich nicht, das hat uns das Fasten doch sehr eindeutig gezeigt. Wenn ich in den letzten Tagen nicht genug getrunken habe, roch mein Urin streng und seine Farbe war dunkel. Nur wenn ich ausreichend trank, war er hell und geruchlos", erklärte Katrin den anderen Fasterinnen.
„Eigentlich habe ich keine Probleme, bloß nach meinem heißgeliebten, unverzichtbaren Espresso überkommt mich so panikartig der Harndrang, so dass ich es schon vermeide, auswärts einen zu trinken."

„**Vielleicht könnte man dem Espresso noch entsagen, aber auf das Trinken generell sollte man nicht verzichten, denn damit schadet man seiner Gesundheit.**
Koffein wirkt bei vielen Menschen abführend, ob Stuhl oder Urin! Ohne die morgendliche Tasse Kaffee tut sich bei vielen Menschen gar nichts mehr.
Das Blasentraining kann jede durchführen und dabei ihre persönliche Blase kennenlernen. Mit dem zurückgewonnenen Selbstvertrauen steigt auch die Lebensqualität deutlich wieder an. Stört euch das alles nicht, dann benutzt Inkontinenzeinlagen! Und für die Herren gibt es Kondom-Urinale, ein tolle Sache für den Notfall, aber das ist dann die Vorstufe zur Windel!"

„Puh, ganz schön hart, aber du hast ja recht", Anne verzieht ihr Gesicht und schaut die anderen fragend an.

„Aber auch das homöopathische Mittel *Pareiva brava* (Grieswurz) zeigt häufig eine Verbesserung der Stressblase und ist nebenwirkungsfrei."

„Ich habe übrigens die Mittelfinger-anti-Pipi-Methode ausprobiert, klappt klasse! Ich musste bisher noch nicht auf die Toilette, obwohl ich normalerweise dem leichten Drang nach einer Stunde nachgegangen wäre, sozusagen vorsorglich", verkündete Katrin stolz.

„Hervorragend", lobt Caro, „dann verlassen wir erst mal die Blase und wenden uns der Mittagssuppe zu. Man riecht sie schon im ganzen Haus und sie wird euch bestimmt gut schmecken. Ich sage nicht, was darin enthalten ist, versucht es heraus zu schmecken. Sie sieht giftgrün aus, riecht sehr pikant und oben drauf schwimmen kleine Brösel. Seid achtsam mit der Nahrung und trainiert eure Geschmacksnerven!"

Freudig ruft Bärbel: „Ich glaube, ich weiß was in der Suppe ist, ich schmecke Spinat, ich rieche Kokosmilch und spüre eine gewisse Schärfe. Die Brösel schmecken leicht nussig, die kann ich nicht identifizieren!"

„Klasse, die anderen, was schmeckt ihr?"

„Spinat und etwas Scharfes, mehr eigentlich nicht," meint Luisa leicht resigniert.

„Dann löse ich das Rätsel mal auf, die Suppe enthält Spinat, Kokosmilch, viel Moringa-Papaya-Pfeffer, fein gehackte Pis-

tazienkerne und vegetarische Brühe ohne Hefe, Glutamat und sonstige Geschmacksverstärker.
Von der Schulmedizin wird den Fastenden häufig vorgeworfen, sie würden kein Eiweiß zu sich nehmen und somit Muskeln abbauen. Da wir uns aber kräftig körperlich betätigen und dadurch Muskeln aktivieren, ist diese Gefahr gering.
Unser Eiweißlieferant ist Moringa mit allen essentiellen, also lebensnotwendigen Eiweißen. Eisen bekommen wir außerdem vom Spinat mit 4,1 mg und über Pistazienkerne mit 7,3 mg. Ich hätte auch Kürbiskerne nehmen können mit ihrem hohen Eisengehalt von 12,5 mg, doch sie lassen sich nicht so fein hacken.
Vitamin C hilft dem Körper, das Eisen aufzunehmen, deswegen gibt es auf dem Tisch Zitronenscheiben. Etwas Saft bitte in die Suppe drücken, damit ihr das Eisen gut resorbieren könnt. Tee und Kaffee hemmen die Aufnahme."

„Witzig, als ob wir einen Espresso zum Nachtisch kriegen würden", mault Hanne.

„Nach der Mittagsruhe treffen wir uns vor dem Haus mit Sportzeug. Wir werden 30 Minuten stramm gehen, und wer möchte, kann die Strecke auch joggen.
Es ist wissenschaftlich erwiesen, dass 10 Minuten leichtes Laufen täglich einen sehr positiven Effekt auf die Gesundheit ausübt, aber das ist eigentlich nichts Neues, oder?
Klar, jeder weiß es! Doch wer setzt es schon in die Tat um? Da haben wir es wieder, Wunschdenken und Realität klaffen weit auseinander, dabei gibt es in unserem elektronischen Zeitalter schon Armbänder, die uns unwiderlegbar Klarheit

darüber verschaffen, wie unsere täglichen sportlichen Aktivitäten aussehen."

„Leider sagen sie uns noch nicht, ob es die richtigen Übungen sind und ob unser Körper sich darüber freut", meint Katrin leicht ironisch .

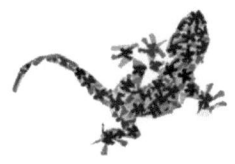
Gerade, als ich mich wohlig den warmen Sonnenstrahlen auf meinen Rücken hingeben will, werde ich von einem komischen Geräusch aufgeschreckt. Ist das nicht ein leises Schluchzen? Hört sich fast so an! Ich geh' dem mal nach. Ach du meine Güte, Fynn sitzt allein am Wegesrand. Sie hält sich ihren Knöchel – und alle anderen sind schon um die Ecke. Was mache ich? Wie kann ich helfen? Vielleicht kann ich sie etwas ablenken, bis die anderen Damen zurückkommen. Ich flaniere einfach mal vor ihren Füßen hin und her, hoffentlich klappt es ... Klasse, das Schluchzen wird schon weniger.

„Ach, bist du niedlich! Und so zutraulich, bist du ein Salamander?"

Puh, da schüttelt's mich, ich bin ein Gecko, ein Gecko! Wohl im Biologieunterricht nicht aufgepasst. Macht nichts, dann bin ich halt ein Salamander. Nein, anfassen lass' ich mich nicht, das ist zu viel des Guten, wir können uns gerne unterhalten, aber mehr auch nicht. Nachher reißt du mir noch meinen Schwanz ab, ärgerlich, auch wenn er wieder nachwächst. Ganz schön anstrengend ist meine Aufführung hier, hoffentlich kommen die anderen bald zurück. Eine ungeplante Situation, überfordert sie mich? Nein, ich schaff das schon! Singt das nicht Rolf Zuckowski als Kinderlied? Höre ich Stimmen? Klar höre ich Stimmen, sie kommen! Caro ruft schon nach Fynn, jetzt bin ich erlöst.

Fynn lächelt schwach: „Ich weiß, ich weiß, ich hätte auf euch hören sollen und nicht einen extra Weg gehen sollen." Sie verzieht schmerzhaft ihr Gesicht und streichelt liebevoll ihren leicht geschwollenen Knöchel. „Oh je, ganz schön dick!" Jetzt eilt Caro hinzu mit ihrem homöopathischen Notfallpack, nimmt flink *Arnica* heraus und gibt Fynn 6 Globuli. „Danke", sagt Fynn und atmet durch.

Nach einer kurzen Weile lehnt sie sich enstpannt zurück. „Zum Glück schmerzt es nicht mehr so furchtbar dank Arnica. Aber, wisst ihr, mir ist ganz deutlich geworden, dass ich mehr auf mich hören muss, wieder mehr mit mir in Kontakt kommen.
Ich habe begriffen, dass bestimmte Dinge in meinem Leben nie richtig ausgesprochen wurden, stets habe ich das vermieden, warum auch immer!
Caro hat schon Recht, ich wurde wütend auf sie, aber ich meinte eigentlich meine Mutter. Doch davon erzähle ich euch morgen. In Ordnung?
Nun brauch' ich erstmal 'ne Mütze voll Schlaf."

6. Tag

Wie fast immer wacht Gecko in aller Herrgottsfrühe auf, er reckt und streckt sich und kriecht gähnend hinter seinem Bild hervor. Da sieht er, dass schon alle zufrieden und ausgeglichen an der Frühstückstafel sitzen. Er reibt sich seine Äugelein, schaut auf die Uhr und kann es nicht fassen, er hat verschlafen:

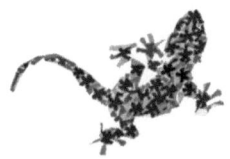

Wie konnte das passieren, ich habe regelrecht verschlafen. Ach, höchstwahrscheinlich, weil es so leise ist; alle sitzen ganz gesittet vor ihren Smoothies und lauschen gespannt den Erzählungen von Fynn. Hoffentlich habe ich nicht allzu viel verpasst?

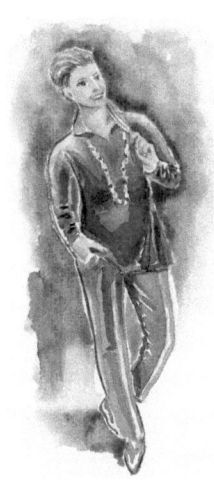

Fynn

„Rückblickend bin ich heute noch wütend und sauer auf meine Mutter, denn sie hat mir als Kind nicht geholfen, obwohl ich sie um Hilfe gebeten habe."

Gespannt hören alle Frauen zu, als Fynn mit fester Stimme fortfährt:

„Ab meinem achten Lebensjahr besuchten meine Mutter und ich sehr häufig meine Tante Rosa. Die beiden Schwestern verstanden sich prächtig, und ich spielte liebend gerne mit meinem Cousin. Er war drei Jahre älter als ich und immer sehr einfallsreich und erfinderisch. Eines Tages berichtete er mir von tollen

Dingen, die man nur machen durfte, wenn man schon GROSS ist. Er fragte mich, ob ich auch GROSS sein wollte. Inzwischen war ich 10 Jahre alt und natürlich wollte ich groß sein. Logisch, ich wollte jene tollen Dinge kennen lernen.
Der Deal war: Ich musste meine Unterhose ausziehen und mir meine „Muschi" mit einer wundersamen Creme einschmieren. Mein Cousin war in meinen Augen GROSS, fast erwachsen, also glaubte ich ihm jedes Wort.
Prächtig, prächtig, lobte er mich, und meinte nun prüfen zu müssen, ob ich mich auch genügend eingecremt hätte. Er kam vorsichtig mit seiner Hand und streichelte über meine Muschi. Ich fand das toll – ein tolles Spiel, und seine Berührung fühlte sich für mich auch sehr angenehm an.
Beim nächsten Besuch das gleiche Spielchen. Bald cremte er sich auch ein und ich musste prüfen, ob er das ordnungsgemäß gemacht hatte. So ging das viele Besuche lang, und wir hatten mächtig viel Spaß. Und natürlich wurde es unser großes Geheimnis. Ich erlebte meinen ersten Orgasmus, er bekam einen Samenerguss.
Als ich elf Jahre alt war, meinte er, nun müsse er sein „Schwänzchen", wie er seinen Penis nannte, in meine Muschi stecken, damit es so richtig schön würde. Bis dahin hatte mir alles gefallen und somit war ich bereit für weitere Spielchen.
Er warnte mich, es könnte beim ersten Mal etwas weh tun, das mache aber nichts, dafür sei es dann später ganz super! Bereitwillig ließ ich alles über mich ergehen, obwohl mein Vergnügen daran schnell nachließ. Aber als ich mich weigerte, weiter mitzumachen, bekam er nur einen verächtli-

cher Zug um seinen Mund und sagte mit klarer, emotionsloser Stimme: „Entzückend, dann sag's doch deiner Mutter!" Er hatte mich mit seinen Intimkenntnissen hundertprozentig in der Hand.
Was sollte ich machen? Mitgegangen, mitgefangen, mitgehangen! Ich ergab mich in mein Schicksal und machte weiter mit.
Als ich 12 Jahre alt war, verlangte er von mir Oralverkehr, das fand ich ekelhaft und verweigerte es ihm! Er bestand darauf – für mich war es die Hölle!
Ich versuchte nun allerlei Tricks, um zu Hause bleiben zu können: Ich heulte, spielte krank und bat meine Mutter, nicht mehr mit meinem Cousin spielen zu müssen.
Aber sie verstand mich einfach nicht, oder hörte sie mir nicht zu?
Sie schickte mich immer wieder in die Höhle des Löwen und er genoss meine Hilflosigkeit. Ich glaube, damit geilte ich ihn noch zusätzlich auf.
Mit 13 Jahren war ich stark genug, um mich zu wehren. Ich ging zur Attacke über, noch während er höchste Lust empfand. Ich biss ihm kräftig in sein „Schwänzchen", das inzwischen zu einem kräftigen Schwanz gewachsen war.
Er schrie wie am Spieß und lief auf die Toilette, die Mütter kamen angerannt und ich sagte nur: „Er hat sich wohl wehgetan, der Arme!"
Danach hatte ich für immer meine Ruhe, aber gedanklich begleiten mich diese Erlebnisse bis heute. Die Wut auf meine Mutter ist immer noch präsent. Sie hat mich im Stich gelassen! Sie wollte mich nicht verstehen! Ihre ungestörten Kaffeestunden waren ihr wichtiger!"

Erbitterter Zorn steigt in Fynn auf. Traurigkeit, Kummer und Verzweiflung spiegeln sich in ihrem Gesicht. Sie versucht, ihre Stimme zu beherrschen, aber sie zittert, ihr Kopf hängt resigniert auf ihrer Brust. Im Raum herrscht eine fast unerträgliche Spannung.
Fynn fängt jämmerlich zu weinen an, es fließt nur so aus ihr heraus, alle Trauer, alle Wut, alles, was sich an Gefühlen in den vielen Jahren angestaut hat. Die anderen sitzen mucksmäuschenstill auf ihren Stühlen, keine wagt sich zu rühren.

„Fynn ist durch das Fasten und die Achtsamkeitsmeditation mit sich selbst in Kontakt gekommen. Ihre angenehmen und unangenehmen Gefühle sind ihr wieder bewusst geworden. Bei der Begegnung mit alten Gefühlen geht es aber auch darum, die eigenen Vorstellungen und Widerstände gegen bestimmte Dinge loszulassen und zu erkennen, dass wir uns oft selber im Wege stehen.
Fynn verurteilt ihre Mutter, weil sie meint, diese hätte ihre Not fühlen müssen.
Doch wie sollte sie, sie war völlig ahnungslos!
Häufig ist uns nicht bewusst, warum bestimmte Situationen immer wieder den gleichen Stress auslösen und wir aus der Balance geraten. Diese Muster zu erkennen, ermöglicht uns die Achtsamkeitsmeditation.
Wie fühlst du dich jetzt?"

Fynn mit fast versteinertem Gesicht:
„Erleichtert! Und ich bin tief traurig, nie mit meiner Mutter darüber gesprochen zu haben. Das tut mir körperlich weh, ich bekomme Bauchschmerzen und beiße die Zähne zu-

sammen. Mein Leben lang fühlte ich mich von meiner Mutter unverstanden, sie hat stets meine Schwester vorgezogen, die ist hübscher und klüger als ich. Immer ist sie die Bessere, ich laufe so nebenher. Meine Talente und Begabungen zählen nicht. Es mag lächerlich klingen, aber sie hat damals meine kleine Seele mit Füßen getreten.
Meine Mutter kümmert sich heute noch mehr um meine Schwester, auch meine Tochter ist als Enkeltochter weniger wert als die anderen Enkelkinder."

Caro wendet sich mit einem fragenden Stirnrunzeln an Fynn: „Das sind harte Vorwürfe, wie würdest du dein Verhältnis zu deiner Mutter heute bezeichnen?"

„Angespannt!" Fynn ist aufgeregt und ratlos. Sie steht wie eine starre Säule, unfähig sich zu rühren.
Fast feierlich fragt Caro:

„Okay, ist es dir recht, wenn wir das bis zur nächsten Achtsamkeitsmeditation so im Raume stehen lassen?"

Fynn nickt mit dem Kopf.

„Gut, dann gehen wir jetzt an die frische Luft!"

Alle verlassen wortlos den Raum und draußen meint Luisa: „Puh, jetzt würde ich gern eine rauchen und so richtig Dampf ablassen."
Sie zieht demonstrativ und scharf die Luft ein, aber die anderen ignorieren das.

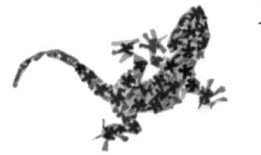
Mich berührt vor allem, dass es sich um Kinder handelt, ein Kind wird von einem anderen Kind missbraucht. Wäre es ein hässlicher, alter, aggressiver Kerl gewesen, ein ekelhafter und unsympathischer Typ, würde man das arme Kind bedauern, doch in diesem Fall ist eine vertraute Person zum Monster mutiert. Fynn war sicher ein schmächtiges, kleines Kind, das Vertrauen und Zuversicht ausstrahlte und an nichts Böses dachte, so spielte sie das Spiel mit. Das Spiel verwandelte sich in einen Albtraum – und ihre maskierten Hilferufe zu hören, war schwer, wirklich sehr schwer.

Von einem plötzlichen Gedankenblitz angetrieben, begebe ich mich mal in das Esszimmer und siehe da, meine Fastenfrauen sitzen alle vor ihren Suppen und löffeln schweigend, mit sichtlicher Achtsamkeit!
Die wiedergefundene gute Laune bei Fynn droht fast zu kippen wie ein Segelbootmast in einer heftigen Windbö, als Bärbel eine blöde Bemerkung über Kinderpornografie macht. Puh, nochmal gut gegangen! Alle sehen satt und zufrieden aus, dann können sie sich mit dem wohlig-warmen Leberwickel zur Mittagsruhe begeben.
Später am Nachmittag sagt Caro:

„Immer wieder wird mir die Frage gestellt, wie man die Achtsamkeit in den Alltag integrieren kann.
Es gibt viele Möglichkeiten, das Bewusstsein im Alltag zu verbessern. Perfekt geeignet dafür sind Abläufe, die so automatisch sind, dass wir nicht mehr darüber nachdenken

müssen. Etwa Treppen steigen, Zähne putzen, autofahren oder das Geschirr abtrocknen. Selbst beim Schlange stehen an der Supermarktkasse kann man Achtsamkeit üben.
Bei diesen alltäglichen Vorgängen üben wir, uns „wahr" zu nehmen: Wie geht es mir in dieser Situation, wie meldet sich mein Körper, was empfinde ich dabei?
Die Geh-Meditation ist die einfachste Möglichkeit, seinen Geist auf das Hier und Jetzt zu lenken. Dafür braucht man keine Anleitung, man setzt nur ganz bewusst zuerst die Ferse auf und rollt den ganzen Fuß bis zu den Zehen ab.
Auch barfuss gehen eignet sich gut, ohne Schuhe spürt man den Boden unter den Füssen und wie sich die Zehen vom Boden lösen. Lenke deine volle Aufmerksamkeit darauf.

Übung macht auch hier den Meister! Und unser QUAAKEN eignet sich hervorragend, um Achtsamkeit insbesondere für den Beckenboden zu üben.
Wer ungeduldig darauf wartet, dass sich endlich Erfolg und Stille im Kopf einstellen, wird eher das Gegenteil erreichen. Meditieren geschieht ohne Leistungsdruck, es ist ein nur-für sich-Sein, neugierig bleiben, was passiert.

Nimm deine Steine zur Hilfe, Fynn, um dir über deinen augenblicklichen seelischen Zustand im klar zu werden.

Ich sehe jetzt bei Hanne fünf Steine. Hanne, möchtest du uns sagen, was dich gerade bewegt?"

Mit gesenkten Augenbrauen und leicht schmerzverzerrtem Gesicht meint Hanne: „Das kann ich gern tun, mein großer

Zeh schmerzt unerträglich, ich wage kaum aufzutreten und das behindert mich fürchterlich!"

„Ist dieser Schmerz neu für dich, oder hast du das schon mal gehabt?"

„Nicht direkt, ich habe ab und zu meinen Zeh gespürt, aber solche ekelhaften Schmerzen hatte ich noch nie!"

„Isst du gerne Fleisch, Fisch und Käse?"

„Na klar, besonders gerne esse ich viel Käse und die billige Fleischwurst, das sind meine Favoriten! Aber immer mit viel Gemüse. Den vielen Käse hat mir meine Frauenärztin verordnet, damit ich keine Osteoporose bekomme."

„Das hört sich nach einem leichten Gichtanfall an.
Die Gicht ist eine Stoffwechselerkrankung, bei der sich zu viel Harnsäure im Blut ansammelt, so dass Ablagerungen entstehen können. Diese Ablagerungen gehen bevorzugt in die kleinen Gelenke, besonders gerne in das Großzehengrundgelenk, den „Großen Onkel".

Da wir mit dem Fasten unseren Stoffwechsel aktivieren und sich der Körper von sogenannten Altlasten befreien möchte, kann es schon passieren, dass er sehr viel Harnsäure loswerden möchte, dies aber nicht schafft und es dann in das Großzehengrundgelenk bringt. Harnsäure entsteht aus dem Abbau von Purinen. Diese stecken wiederum in der Nahrung, besonders in Innereien, Fleisch und Wurst. Zum anderen sind Purine ein normaler Baustein von Körperzellen. Purine werden daher im Organismus auch beim Abbau von Zellen frei. Purin ist das Endprodukt der Eiweißkette! Folglich ist der Gichtanfall ein Hinweis, den Konsum von tierischem Eiweiß einzuschränken.

An was denken wir, wenn es um die Aufnahme von pflanzlichem Eiweiß geht? Natürlich an MORINGA! Aber leider nicht an Schweinefleisch. Hast du denn jeden Tag deine Vulkanerde zu dir genommen? Denn es ist die Aufgabe der Vulkanerde, Schadstoffe aus dem Körper auszuscheiden."

„Puh", Hannes Kopf verfärbt sich in Sekundenschnelle in eine Leuchtreklame, „das habe ich total vergessen, die liegen noch alle in meinem Nachttisch, Mist! Dann schlucke ich ab sofort sechs am Tag, geht das?"

„Das geht ohne Weiteres, ich gab euch eine sehr kleine Dosis am Anfang. Später werden wir alle die Menge erhöhen."

„Und der viele Käse, von meiner Frauenärztin verordnet, ist der auch gestrichen?"

„Da würde ich nach Alternativen suchen und schauen, in welchen Pflanzen Calcium zu finden ist. Ich will euch nicht langweilen, mir fällt natürlich als erstes wieder Moringa ein, sowie Brokkoli, Grünkohl, Weizengras, Algen und vieles mehr."

„Na okay, hört sich nicht so köstlich wie meine geliebte

Fleischwurst an, aber die werde ich nach dem Fasten wohl so wie so begraben müssen, denn gesunde Nährstoffe sind bei ihr wohl Fehlanzeige. Schade! Sie schmeckt so lecker durch ihre vielen Gewürze – und natürlich durch die vielen Geschmacksverstärker.
Das gleiche Problem habe ich bei Kartoffelchips, auch die sind voll mit Geschmacksverstärkern! Nie finde ich ein Ende, bevor die Tüte nicht leer ist, ich kann nicht vorher aufhören, es ist wie eine Sucht! Ist schon gemein, was mit uns so gemacht wird, ohne dass wir was dagegen machen können."

„Nun halt mal die Luft an, wer zwingt dich denn, deine wabbelige Fleischwurst zu essen?
Keiner, sondern nur dein innerer Schweinehund ist wieder am Werk, und um den musst du dich selbst kümmern, damit er nicht die Oberhand gewinnt, und sonst nichts", platzt es aus Katrin heraus.

„Okay, ist schon in Ordnung, ich werde in Zukunft Vernunft walten lassen ...
Ach übrigens, meine Frauenärztin verschrieb mir auch eine Östrogencreme, weil mein Scheide angeblich so trocken ist, und sie erwähnte im Nebensatz, die sei auch gut für die Blase. Stimmt das?
Eigentlich möchte ich keine chemischen Östrogene zu mir nehmen, denn mit dem Sex habe ich das nicht mehr so. Mein Freund ist vor einigen Jahren verstorben, und meine wilden Jahre liegen hinter mir."
Bärbel grinst verschmitzt: „Ich vermute, Hanne, deine wil-

den Jahre könnten bestimmt interessant für uns sein, oder bin ich da zu neugierig?"

Hanne kichert wie ein junges Mädchen: „Mensch Mädels, ich soll euch was aus meinem reichhaltigen Schatzkästchen erzählen, das ist doch alles Schnee von gestern und heute gar nicht mehr aktuell!"

„Das sag' nicht", widerspricht Bärbel, „wir haben schon ein paar Häschen unter uns, die sich über etwas Nachhilfeunterricht bestimmt freuen. Und die anderen sind auch nicht abgeneigt, etwas Pikantes zu hören."

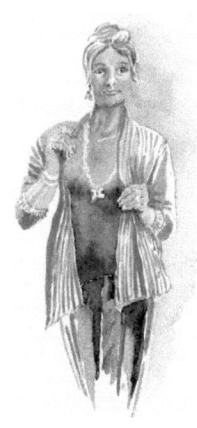

Hanne
„Na gut, ich will nicht so sein! Aber kurz nachdenken muss ich schon, denn das liegt eine Ewigkeit zurück. Na denn!
Beruflich betreute ich als Bezirksleiterin viele freiberufliche Verkaufsdamen. Jeden Montag gab es die obligatorischen Belobigungen und einmal in Jahr für besonders gute Verkaufszahlen eine Prämie in Form einer Gruppen-Auslandsreise. Es war immer wieder spannend, was aus den sonst so braven Ehefrauen und liebevollen Müttern wurde, wenn sie sich außerhalb der Reichweite ihrer häuslichen Fesseln befanden.
Eine unserer Reisen führte uns nach Brasilien in ein nobles 5-Sterne-Hotel. Der Hoteldirektor war uns sehr zugetan,

er fand uns Weiber wohl recht amüsant und sympathisch. Er schickte uns in die üblichen Nachtclubs. Eines Tages fragte er, ob wir mal was Besonderes erleben wollten. Ihr glaubt nicht, wie hellauf begeistert meine Weiber waren, obwohl sie keine Ahnung hatten, was auf sie zukam.
Wir landeten in einem besonders distinguierten, edlen Etablissement mit toller Atmosphäre, einerseits sehr behaglich, irgendwie sehr sinnlich, trotzdem leicht furchterregend.
Jede verschwand hinter einer Zimmertür und dann waren wir alleine, mutterseelenalleine! Wir alle verstanden die Sprache nicht ... in gebrochenem Englisch wurden wir gefragt, ob wir ein „Spezial" wünschten. Etwas hilflos nickte man, und schon erschienen zwei ansprechende, charmante Boys.
Mein Blick fiel auf die wohlgebauten, gepflegten Körper. Mit weit aufgerissenen Augen starrte ich sie erwartungsvoll an. Ich war gespannt wie ein Flitzebogen und fühlte mich wie auf glühenden Kohlen! Was kam da auf mich zu? Gekonnt und in Windeseile zogen sie mich aus und betteten mich auf ein außergewöhnlich riesiges Bett. Ehe ich Luft holen konnte, wurde ich von oben bis unten von zwei Seiten eingeschäumt, bis mein ganzer Körper eine Wolke aus Schaum war und vier muntere Hände diesen Schaum gleichzeitig in jede, wirklich in jede Ecke meines Körpers praktizierten.
Mein Körper vibrierte, jeder Muskel war bis zum Platzen angespannt, bis ich mich von einem Orgasmus zum nächsten steigerte. Unter völliger Hingabe und in Harmonie mit diesen wildfremden Boys und glitt in einen fast hypnoti-

schen Zustand. Die machten mit einem, was sie wollten."

Anne schüttelt angewidert ihren Kopf: „Und das soll schön sein?"

„Das war es! Ein irres, abartiges und nie erlebtes Gefühl, bis sich irgendwann ein bisschen Panik meldete: Was geschieht hier? Wie komme ich hier wieder raus? Was passiert noch?

Wie in Trance schwankte man nach einiger Zeit in die Eingangshalle. So nach und nach trudelten die Damen ein, aber alle standen etwas neben sich, keine sagte ein Wort. Erstaunlicherweise waren meine sonst so redseligen Damen total verstummt. Allgemeines Schweigen im Raum. Vorbei kam schließlich noch ein angenehm wirkender älterer Herr, er war etwas füllig und lächelte außerordentlich freundlich, wenn auch etwas unsicher.

Normalerweise hätte ich mich mit Wonne in ein Gespräch mit ihm gestürzt, aber ich zählte gerade ständig meine Damen, und eine fehlte noch immer.
Wir warteten eine Stunde, wir warteten zwei Stunden. Helga erschien nicht mehr auf der Bildfläche.

Ich suchte im ganzen Haus nach ihr und fand nur noch den älteren Herrn. Als ich ihn nach Helga fragte, verzog er die hageren Züge um seinen Mund und erklärte mir knapp, man hätte gesehen, wie die Dame mit einem Galan in ein Taxi gestiegen sei.

Meine Stimme schallte durchs ganze Haus, fast hysterisch rief ich: „Wohin ist sie gefahren?"
Er zuckte nur unwissend mit den Schultern. Mir schoss sofort durch den Kopf: Sie ist entführt worden, man tut ihr etwas an, sie schläft ungeschützt mit einem Wildfremden, man raubt sie aus, sie steht verlassen ohne Papiere in der Pampa. Sekundenlang arbeitete mein Gehirn auf Hochtouren, und am Schluss blieb eine nur noch größere Hilflosigkeit.
Wo sollten wir suchen, was sollten wir unternehmen?
Wir fuhren zurück ins Hotel und ich fragte unseren Hoteldirektor, ob ich die Polizei einschalten sollte? Selten habe ich so ein höfliches, aber im Unterton höhnisches Lachen gehört. Seine gespielte Ahnungslosigkeit, diese Haltung „die kommt schon wieder, es wird bestimmt nur etwas dauern" ärgerte mich richtig.
Ich war entsetzt über so viel Gleichgültigkeit, dadurch stieg meine Sorge bis ins Unermessliche. Wir waren alle wie gelähmt, keine von uns war zu irgendetwas fähig.
Sollte ich auf eigene Faust zur Polizei gehen? Was konnte ich dort sagen, wie könnte ich es ihrer Familie in Deutschland erklären?
Im Hotelfoyer herrschte eine unerträgliche Spannung innerhalb unserer Gruppe. Trafen sich unsere Blicke aus Versehen, schauten wir schweigend wieder weg.
Weitere zwei Stunden quälte ich mich in meiner Hilflosigkeit, bis meine Nerven die überschießenden Ängste fast nicht mehr ertragen konnten. Nach einer gefühlten Ewigkeit, aber bestimmt nach weiteren Stunden, hörten wir eine Autotür klappen, dann eine weibliche Stimme, und, ich er-

schauerte und starrte Richtung Eingangstür, sogleich durchströmte meinen Kopf ein neues Wirrwarr von Gefühlen. Helga stand im Foyer, gesund und munter! Meine Stimme klang mir selbst fremd, als ich sie anschrie: „Wo warst du?" Das unkontrollierte Gackern eines heimgekehrten Teenagers war die Antwort. Mit leicht zusammengekniffenen Augen schaute Helga in die Runde und war eine Sekunde lang versucht, ihre Eskapaden preiszugeben. Aber sie verwarf diesen Gedanken offenbar sofort wieder.
Im Grunde wollte auch niemand mehr genau wissen, was passiert war. Es ging auf den Tagesanbruch zu, wir alle waren müde und hatten keine Kraft mehr, irgendetwas analysieren zu wollen.
Und schließlich zählte nur eins, sie war gesund und munter wieder unter uns. Ihre naiv dreinblickenden, blauen Augen und ihr jugendliches Aussehen sagten: Ich bin gänzlich unschuldig!
Mir brach der kalte Schweiß aus. Niemand sprach. Nun gab ich auf und hätte fast geweint. Ich schickte ein Gebet in die Dunkelheit und eine tiefe Dankbarkeit durchströmte meinen Körper. Es ist wie es ist – und das ist auch gut so!

Erst Jahre später konnten wir darüber reden. Dieses Erlebnis und Geheimnis schmiedete uns zusammen. Die Gruppe von damals trifft sich bis heute jedes Jahr. Wir reden sehr offen miteinander, und niemand, wirklich niemand sonst wird weitere Details je erfahren."

Anne sieht ganz bekümmert aus. Gedanklich ist sie bei ihrem Ehemann, der zählt zwar nicht gerade zu den flotten

Exemplaren von einem Liebhaber, aber er gibt ihr Wärme und Geborgenheit. Schon während Hannes flammender Erzählung hat sie für sich entschieden, den anderen gegenüber nichts von sich preiszugeben. Die teilweise atemberaubenden Erlebnisse, mit denen einige Damen glänzen, haben ihr die Sprache verschlagen.

Selbst wenn nur ein Teil davon stimmt, bleibt genug übrig, um Anne tief zu schockieren. Sie hat das Gefühl, eine dumme Pute zu sein, die unbedingt ein paar elementare Erfahrungen schnellstens nachholen müsste.

7.Tag

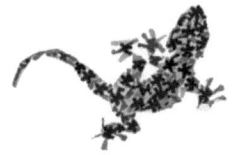

Unsere Finca, ein stattlicher Bau, liegt in mitten einer Gruppe von wilden Olivenbüschen, zum Glück weit entfernt vom lärmenden Kopfsteinpflaster der Straße.
Ein enger Trampelpfad schlängelt sich zwischen den wuchernden Büschen hindurch und führt hinauf zu einer alten Casitta. Die Blütenpracht hat eine ordnungsliebende Schere leider gnadenlos verstümmelt. Mitleidslos wurden die Spuren nicht einmal beseitigt, die abgetrennten Blüten bedecken noch den staubigen Boden.
Absolute Stille umgibt das kleine Haus, ein weißer Gartensessel steht verloren auf der winzigen Terrasse. Ich habe mich nicht hierher verirrt, nein, ich brauchte Ruhe, absolute Ruhe, und derer bin ich mir hier gewiss.
Hier will ich die Woche Revue passieren lassen. Hier kann man sich klar darüber werden, dass der eigene Weg viel einfacher wird, wenn wir aufhören, darauf zu lauern, was die anderen machen oder erwarten. Des Rätsels Lösung: Konzentriere dich auf dich selbst.
Dieser lächerliche Spruch: „Wenn jeder an sich denkt, ist an alle gedacht", enthält doch einige Wahrheit.

Währenddessen verkündet Caro ihrer Fastengruppe:

„Unsere letzte Fastensuppe kochen wir uns gemeinsam und zwar jede mit dem Gewürz, das ihrer Stimmungslage entspricht. Als Grundstock nehmen wir Karotten in Salzwasser gekocht, sonst nichts. Beim Geschmack unterscheiden wir im

Allgemeinen fünf Empfindungen: süß, salzig, scharf, bitter und sauer. Gewürze nutzen einen Schleichweg, um wahrgenommen zu werden. Über die Magenschleimhaut gelangen sie in den Stoffwechsel, dieser hat wiederum Kontakt mit dem Immun- und Hormonsystem, beide kommunizieren mit dem Nervensystem und beeinflussen so unsere Gefühlswelt.

Jede nimmt nun bitte ihre Steine und legt sie der Stimmung entsprechend vor sich hin.
Luisa, du hast 4 Steine vor dir liegen, beschreibe bitte deine Stimmung."

„Ich könnte etwas Aufheiterndes gebrauchen, ich finde es schade, dass unsere Fastenzeit sich dem Ende neigt."

„Dann wären für deine Suppe scharfe Gewürze als Stimmungsaufheller das Richtige, wie Chili, Ingwer und Galant – oder sinnliche Gewürze wie Vanille und Zimt. Entscheide, wie du deine Suppen würzen möchtest.
Elsa, du hast 5 Steine vor dir liegen, wie ist deine Stimmung?"

„Ich bin traurig, ich will nicht nach Hause."

„Also leicht angeschlagen, da hilft dir Fenchel, Anis oder Melisse. Melisse am Morgen macht wach, am Abend müde. Anis weckt am Tag die Sinnlichkeit.
Fynn, wie geht es Dir?"

„Nur drei Steine, aber ich bin am grübeln!"

„Dann ist Sellerie für dich wichtig und der Pfeffer aus dem Pfefferkorn und den Papayakernen, der hilft bei Angst und macht lustig."

„Hoffentlich komme ich dann aus dem Lachen auch wieder raus", meint Fynn scherzhaft.

„Gelbwurz oder Kurkuma, der Hauptbestandteil von Curry, wird eingesetzt, um im mentalen Bereich Energie zu geben, das wird euch allen gut tun. Es soll das Gedächtnis bedeutend steigern und auch die Amyloidplaques bei Alzheimer Patienten hemmen.
Damit eure Laune besser wird, mischen wir uns heute den Gute-Laune-Tee der Hildegard von Bingen: Ein Mix aus Fenchel, Anis und Kümmel zu gleichen Teilen. Davon einen Esslöffel in einen Becher geben, mit heißem Wasser übergießen und acht Minuten ziehen lassen. Wenn nötig mit etwas Honig süßen.
Heute haben wir somit drei verschiedene Suppen, jede probiert von jeder Suppe und beurteilt, welche ihr am besten geschmeckt hat. Also volle Achtsamkeit für alle Suppen, volle Konzentration auf das bewusste Essen und genießt das sensible Geschmacksempfinden, das nur beim Fasten so wunderbar ausgeprägt ist.

Nach der obligatorischen Mittagsruhe laufen bitte alle 10 Minuten, und dann treffen wir uns zur Achtsamkeitsmeditation wieder hier."

*

„Bitte sucht euch einen Stuhl oder setzt euch auf den Fußboden. Heute möchte ich mit euch im Sitzen meditieren, weil der Geist dann wachsamer ist.

Bei den bisherigen Achtsamkeitsmeditationen ging es darum, mit sich selbst in Kontakt zu kommen, nun möchte ich die Meditation erweitern.
Dabei möchte ich, dass jede ihre Erlebnisse und Eindrücke in dieser Fastenwoche nochmals vor ihrem geistigen Auge abspielt.
Was für Gefühle kamen? Vielleicht Freude oder Frust?
Wie viel Freundlichkeit hast du für dich oder für nahestehende Menschen empfinden können?
Die so entstehenden positiven Emotionen geben dir Kraft, mit deinen Problemen besser umzugehen. Nur wer sich selbst liebt, kann andere lieben.
Ihr entscheidet heute selber, wie lange ihr meditieren möchtet, ich bringe euch nur in die Ruhe."

Meditation

Entspannt hinsetzen, Füße stehen hüftbreit auf dem Fussboden.
Die Hände liegen entspannt auf den Oberschenkeln.
Atme tief ein und wieder aus, atme normal.
Schließe die Augen.
Verfolge deine normale Atmung: Wie die Luft durch die Nase einströmt, der Brustkorb und Bauch sich anheben, und wie die Luft deinen Körper wieder verlässt.
Der rechte Arm wird schwer und warm.
Der linke Arm wird schwer und warm.
Das rechte Bein wird schwer und warm.
Das linke Bein wird schwer und warm.
Spüre, wie sich der Po auf dem Stuhl anfühlt.
Konzentriere dich auf deine Atmung, nur deine Atmung ist wichtig.
Pause.
Sage zu dir selber: DIE RUHE KOMMT GANZ VON SELBST.
Pause.
Konzentriere dich wieder auf deine Atmung, zähle die einzelnen Atemzüge. Schweifen deine Gedanken ab, hole sie wieder zurück und zähle weiter.
Pause.
DIE RUHE KOMMT GANZ VON SELBST.
Zähle deine Atemzüge.
Pause.
Gehe gedanklich zurück und durchlaufe die ganze Fastenwoche.
Pause.
Halte die Situation fest, die für dich besonders gewesen ist, mag sie noch so nichtig sein. Halte sie fest und spüre hinein.

8. Tag

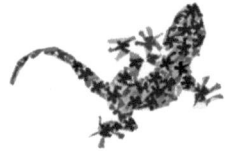

Heute ist es das letzte Mal, dass sich die Faster zum Frühstück treffen. Ich bin gespannt, was sich bei der gestrigen Meditation alles herauskristallisiert hat.

Kurz und gut, ich werde wohl noch etwas warten müssen, denn alle sitzen noch mit großer Achtsamkeit vor ihren giftgrünen Smoothies. Es scheint besonders viel Moringa darin zu sein...

Eins hat sich wieder bewahrheitet: Der Mensch braucht sehr wenig, etwas Nahrung und ein wärmendes Feuer, am besten in Form von Liebe.

Nun gehen alle hinaus in die Natur und setzen sich direkt auf den Boden, keine benutzt ein Kissen oder sonst etwas. Ihnen scheint die Verbindung zur Natur wichtig zu sein.

Caro wird bestimmt gleich wissen wollen, was die einzelnen gestern bei der Meditation erlebt haben.

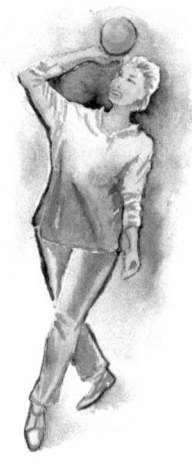

Katrin

Aus Katrin sprudelt es fast heraus: „Ich war diesmal recht skeptisch, ob mir das Smoothiefasten zusagen wird, da ich bisher immer nur das Brühefasten kannte. Aber ich bin positiv überrascht, wie gut die Smoothies schmecken und wie sie mein Körper mit Freuden aufnimmt. Die warme Suppe war für mich fast ein richtiges Mittagessen. Erstaunlicherweise habe ich in der ganzen Woche nicht einmal Hunger verspürt, vielleicht mal Appetit auf etwas Knackiges, doch das waren nur Gelüste. Ansonsten durchströmte mich ein starkes Bedürfnis, mein Leben zu durchforsten, Inventur zu machen: Was ist mir wichtig, was möchte ich noch erreichen? Angeregt vielleicht durch die sehr offenherzigen Erzählungen von euch, wurde mir mein Leben bei der Meditation wie im Zeitraffer gezeigt. Ein sehr normales, bodenständiges Leben, geprägt durch permanenten, leichten Geldmangel und natürlich die vielen kleinen und großen Problemchen mit den Kindern. Ich gehe jeden Tag brav ins Büro und erledige gewissenhaft meine Arbeit, bringe mein Geld heim, um es wieder in die Familie zu investieren. Doch was bleibt bei mir? Die Anerkennung und Gewissheit der Familie, Mama wird das schon regeln? Ich stehe in der Mitte meines Lebens, habe ich gar keine Wünsche mehr? Irgendetwas Kreatives meldet sich in mir. Die vielen Menschen, die ich immer sehe, sind mir sehr zugetan und wollen mich zu etwas ermutigen. Ob das etwas mit meinem geliebten Yoga zu tun hat? Es fühlt sich so an, als ob der Knoten noch nicht geplatzt ist, ich soll wohl noch warten."

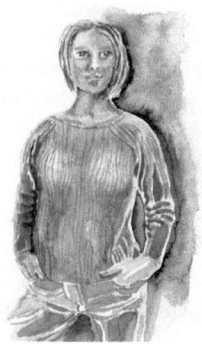

Bärbel

Nun meldet sich Bärbel: „Also mir ging es in der Woche (von kleinen Ausnahmen abgesehen) fast immer gut. Und stellt euch vor, ich habe 3 kg abgenommen und bin super stolz – und das ohne zu hungern. Ich fühle mich saugut und

könnte getrost noch weiter machen. In der Meditation musste ich einen steilen Hügel erklimmen, ich fror, mir war richtig kalt. Ich zitterte am ganzen Körper! Oben auf dem Hügel stand eine kleine Kapelle, die war leer, nur in der Mitte war ein klitzekleines brennendes Feuer, was jeden Augenblick drohte auszugehen. Ich musste schnellstmöglich Brennmaterial suchen, um das wärmende Feuer zu erhalten. Ich lief raus und raffte in Windeseile alles zusammen, was brennbar war und warf es ins Feuer. Ich warf alles ins Feuer, wirklich alles, und es loderte hell auf und erwärmte mich durch und durch. Ich fühlte mich ganz warm und geborgen, eigentlich angekommen!
Klar, ich muss etwas in meinem Leben beenden, es verbrennen, es behindert mich."

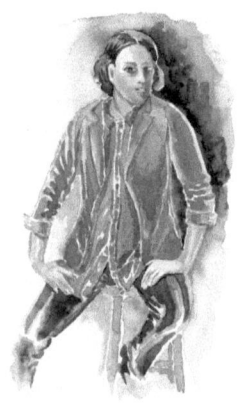

Luisa

„Ich kann das nur bestätigen," sagt Luisa in einem Tonfall, der keine weitere Diskussion zulässt, „es war eine traumhafte Woche und ich habe sie sehr genossen. Übrigens auch ich bin um ein paar Kilo leichter, mein Hüftgold ist etwas geschmolzen. Könnte aber gerne noch mehr werden," deutet sie mit einer Geste an. Sie holt kurz Atem und sammelt ihre Gedanken. Ihre Stimme ist nun kraftvoll und voller Wärme und Nachdenklichkeit.
„Bei der Meditation bin ich mein Leben ein Stück rückwärts gegangen. Ich war jung und hatte meinen kleinen

Sohn auf dem Arm. Mein Mann schaute mit einem innigen Vaterblick unseren Sohn an, er stand direkt vor uns, ein Hauch von einem Lächeln huschte über sein Gesicht, dann sah ich wie er immer verschwommener wurde, bis er plötzlich ganz weg war. Ich ließ es zu, ohne Trauer und Wut, er ist gegangen, weil andere Dinge in sein Leben getreten sind.
Ich liebe ihn noch heute, er ist ein toller Kerl und ich möchte mit ihm ins Reine kommen Ich verzeihe ihm, er wollte uns nicht weh tun, das spürte ich ganz intensiv."

„Und Elsa, wie ist es dir ergangen?"

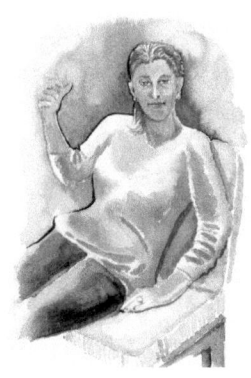

Elsa

Elsas Gesicht ist schmerzlich verzerrt und sie stammelt:
„Mein Wissen macht mich mürbe, löcherig und verletzbar. In meinem Kopf wurde es plötzlich ganz hell bei der Meditation, für Sekunden fühlte ich mich frei und leicht, ein wunderbares Gefühl. Zauberhaft, auch ganz real, dann aber bedauerlicherweise ein strenger Nachgeschmack, der klebte in meinem Mund wie ekliges Kaugummi. Ich mutierte zu einem alten, grässlichen Weib, zum Schrecken meiner Familie. Mein Mann trat mir mit kaltem Misstrauen und unverblümter Missbilligung entgegen. Der vereinsamteste und unglücklichste Teil meiner kleinen Familie war meine Tochter, sie rief mit

emotionsloser Stimme: „Mama, Mama, Mama." Sie war mutterseelenallein und todunglücklich; keiner erbarmte sich des kleinen hilflosen Wesens. Es brach mir das Herz. Ich musste ihr helfen, koste es was es wolle, ich durfte keine Rücksicht auf mich nehmen, ich war völlig nebensächlich. Ich muss es ihr sagen, egal wie!"
Elsas Gesicht wird bleich, aber ihre Augen glitzern, nicht aus Erregung und Schock, sondern aus blankem Aktionismus! Sie wiederholt präzise:
„Ich muss es ihr sagen, egal wie!"

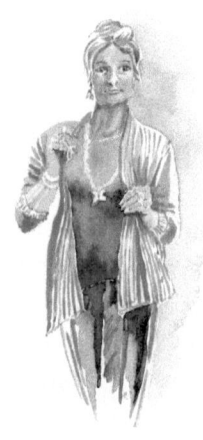

Hanne

Leicht und ungezwungen fängt Hanne an zu erzählen: „Ich habe eindeutig gelernt, mich wieder wahr zu nehmen: Wie es mir geht, was ich möchte."
Hannes Augen verlieren plötzlich jeden Glanz, sie dreht den Kopf zur Seite und senkt die Lider.
„Etwas selber in die Hand nehmen, etwas für mich tun und die Verbesserungen mit mir selber feiern, denn nur ich freue mich darüber. Das ist nicht einfach, aber was ist schon einfach, doch es wird funktionieren. Achtsamkeit auch für meine Mitmenschen, das fühlt sich verdammt gut an.
Ich werde mich engagieren und anderen helfen, werde meine Kraft und Liebe einsetzen und mich nicht gleich von der ersten hysterischen und eigensinnigen Person abschrecken lassen. Ich kann das und ich will das!"

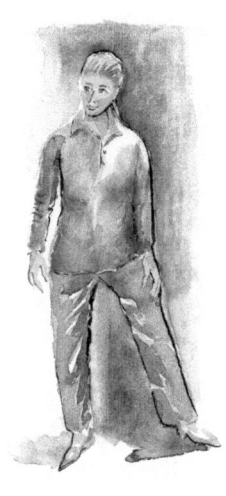

Anne

„In der Meditation spulte sich mein ganzes Leben wie ein Film vor mir ab. Beim Fasten fühlte ich mich häufig wie das sensible Gänschen! Aber nein, ich bin eine moderne Frau des zwanzigsten Jahrhunderts mit einem wunderbaren Mann und einer traumhaften Tochter. Ja, ich könnte mehr Action in mein Leben bringen, manchmal ist es etwas eintönig.
Daran werde ich arbeiten, aber deswegen muss ich nicht lasziv werden."

Fynn

Fynn schließt plötzlich krampfartig die Augen und ihr unbewegter Mund zuckt leicht: „Ja", ihre Stimme gleicht der eines verstockten Kindes, „ich habe Kontakt mit meiner Mutter gehabt und ihr ohne Umschweife klargemacht: Du bist schuld, dass ich das alles erleiden musste. – Überrascht und ungläubig sah sie mich an, aber ihr Gesicht drückte soviel Mitgefühl aus! Mit Mühe kämpfte sie gegen ihre aufsteigenden Tränen. Ich habe noch in meinem ganzen Leben meine Mutter nicht so gebrochen gesehen. Nie war sie aus dem Gleichgewicht zu bringen, sie blieb stets kontrolliert.

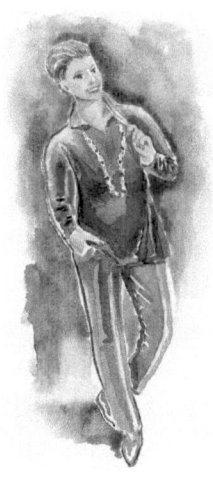

Nun legte sie beruhigend ihre Hand auf meinen Kopf und sagte fast monoton: „Es wird alles gut, mein Kleines! Es wird alles gut, mein Kleines! Es wird alles gut! Ich bin mir sicher, dass du weißt, dass du die beste und liebste Tochter für mich bist." Die Stimme von Fynn zittert, aus ihrer Kehle dringen krampfartige Laute, als sie angestrengt versucht, ihren Schmerz zu verbergen.

Caro sagt:
„Ihr seid hervorragende Smoothie-Faster, ich bin stolz auf euch. In diesen 8 Tagen habt ihr viel gelernt. Achtsamkeit für euch, Achtsamkeit für eure Mitmenschen und für eure Nahrung. Nicht zu vergessen den Beckenboden, ihr habt ihn so richtig schätzen gelernt.
Einige von euch hängen noch in ihrem persönlichen Thema fest, dafür zeige ich euch gleich noch die Meridian-Klopfmethode, auch Klopf-Akupunktur genannt. Eine tolle, einfache Methode, um sich selber auf die Sprünge zu helfen.

Schön, dass die Woche euch gut gefallen hat. Es wird schwer, in den Alltag zurückzukehren, besonders da die to-do Liste schnell anschwillt und man bald das Gefühl hat, man könnte schon wieder ein paar Tage Urlaub gebrauchen.
Sich in Geduld zu üben und die Seele zur Ruhe kommen zu lassen, ist schwierig!
Es ist wissenschaftlich erwiesen, dass ein Kurzurlaub effektiver ist als ein Urlaub von 3 Wochen, wie man es früher sagte. Nur muss es etwas sein, das dich schnell aus deinem Alltagstrott holt und möglichst in eine andere Welt katapultiert. Das kann Wellness sein, Fasten oder sportliche Aktivi-

täten. Die freie Zeit muss auf die Bedürfnisse des Einzelnen zugeschnitten sein, also achtsam auf den Körper hören, was ihr braucht. Denn Erholung lässt sich genau so wenig speichern wie Schlaf!

Klopf-Akupunktur
Bei der Klopfakupunktur benutzen wir die gleichen Punkte wie die echte Akupunktur, nur dass wir nicht mit Nadeln in die Punkte stechen, sondern mit unseren Fingerspitzen darauf klopfen.
Es wird mit beiden Gehirnhälften gearbeitet und die müssen wir erst einmal synchronisieren, denn selten sind unser rationales (links) und unser emotionales (rechts) Gehirn im Gleichklang. Entweder hängen wir in Emotionen fest oder unsere Ratio analysiert gerade, aber wir streben eine Balance an, denn die ist wichtig!

Zuerst klopfen wir das Brustbein und sagen :
Ich liebe mich
Ich glaube an mich
Ich vertraue mir
Ich bin dankbar und mutig

Recht komische Sätze – ihr werdet feststellen, sie lassen sich gar nicht so leicht merken und aussprechen.
Bitte wiederholt sie so oft, bis sie euch fließend über die Lippen gehen.
Dann Wasser trinken, mindestens einen großen Becher, denn ohne genügend Flüssigkeit fließt auch kein Meridian-Strom.

Jetzt setzt ihr euch wie zur Achtsamkeitsmeditation auf euren Stuhl. Der rechte Fuß kommt auf den linken Fuß, die Beine sind damit gekreuzt. Die Hände streckt ihr aus, dann legt ihr das linke Handgelenk auf das rechte Handgelenk. Jetzt dreht ihr die Handflächen zueinander, die Finger verhaken sich. Die Ellbogen gehen nach außen und die gekreuzten Hände dreht ihr auf das Brustbein.
Schließt die Augen, kommt zur Ruhe und fühlt in euch hinein, welches Gefühl kommt gerade hoch. Lasst euch Zeit, das geht nicht von einer Sekunde zur anderen, die Gefühle müssen wachsen.
Wer von euch spürt etwas?"

„Ich spüre ganz deutlich WUT", sagt Fynn.

„Dann bist du unsere erste Kandidatin.
Auf einer Skala von 1 bis 10 , wie groß ist deine Wut?"

„9", sagt Fynn.

„Dann reibe jetzt deinen Herzpunkt – dieser Punkt liegt ungefähr handbreit oberhalb der Brustwarze Richtung Schlüsselbein – und sprich den Satz:
'Obwohl ich so wütend bin, liebe und akzeptiere ich mich, so wie ich bin!' Bitte 5 mal sagen und dabei reiben!
Zeit lassen, hinspüren.

Dann mit dem Klopfen beginnen. Du klopfst auf große „Punkte" mit allen 4 Fingern, und auf kleine „Punkte" mit einer Fingerspitze. Wir beginnen bei Punkt 1 (das „dritte

Auge" zwischen den Augenbrauen), und dabei sagst du: „Ich bin so wütend, ich bin so wütend ..." Diese Worte wiederholst du mindestens 5 mal, und klopfst dabei auf Punkt 1.

Dann Punkt 2 (an beiden Schläfen / der „Vogel-zeig"-punkt)
„Ich bin so wütend" – mindestens 5 mal wiederholen und dabei klopfen;

Punkt 3 (mittig unter beiden Augen / die Tränendrüse)
„Ich bin so wütend" – mindestens 5 mal wiederholen und dabei klopfen;

Punkt 4 (mittig zwischen Nase + Oberlippe / der Nasenkuss)
„Ich bin so wütend" – mindestens 5 mal wiederholen und dabei klopfen;

Punkt 5 (Kinn mittig / der Kinnhaken)
„Ich bin so wütend" – mindestens 5 mal wiederholen und dabei klopfen;

Punkt 6 (Ecke Brustbein - Schlüsselbein / der Affe)
„Ich bin so wütend" – mindestens 5 mal wiederholen und dabei klopfen;

Punkt 7 (seitlich am Brustkorb in Höhe der Brustwarze / die Umarmung)
„Ich bin so wütend" – mindestens 5 mal wiederholen und dabei klopfen;

Punkt 8 (am Daumennagel, untere Ecke Richtung Körpermitte)

„Ich bin so wütend" – mindestens 5 mal wiederholen und dabei klopfen;

Punkt 9 (am Zeigefingernagel, untere Ecke Richtung Daumen)
„Ich bin so wütend" – mindestens 5 mal wiederholen und dabei klopfen;

Punkt 10 (Mittelfinger, Kuppenspitze)
„Ich bin so wütend" – mindestens 5 mal wiederholen und dabei klopfen;

Punkt 11 (am Kleinfingernagel, untere Ecke Richtung Daumen)
„Ich bin so wütend" – mindestens 5 mal wiederholen und dabei klopfen;

Punkt 12 (an der Handkante)
„Ich bin so wütend" – mindestens 5 mal wiederholen und dabei klopfen;

Punkt 13 (auf dem Kopf auf einer gedachten Mittellinie zwischen Stirnmitte und Nacken / die Aufhängung)
„Ich bin so wütend" – mindestens 5 mal wiederholen und dabei klopfen;

Punkt 14 (an der Außenseite des Knies / Abschluss)
„Ich bin so wütend" – mindestens 5 mal wiederholen und dabei klopfen.
Setze dich nun entspannt hin, schließe die Augen und spüre nach. Wie fühlt sich die Wut jetzt an und auf welchem Level ist sie nun?"

„Die Wut ist bedeutend geringer geworden, höchstens nur noch 3, aber es kommt eine Traurigkeit hoch!"

„Auf welchem Level ist die Traurigkeit?"

„Hm, so bei 6 bis 7."

„Dann reibe deinen Herz-Punkt und sprich dabei: 'Obwohl ich so traurig bin, liebe und akzeptiere ich mich, so wie ich bin.' Bitte mindestens 5 mal.

Dann klopfe erneut alle 14 Punkte durch und sprich dabei: 'meine Traurigkeit, meine Traurigkeit, … …'"

Schon nach dem 3. Punkt laufen Fynn die Tränen herunter, aber sie klopft getrost weiter.
Nach dem 10. Punkt werden die Tränen wieder weniger.

Sie spürt nach: „Die Traurigkeit ist auf Level 2, aber ich fühle mich gerade wie ein feiges Schwein.
Ich gab meiner Mutter die ganze Schuld, dabei war ich nur zu feige, darüber zu reden. Ich habe mich geschämt, und deswegen habe ich geschwiegen.
Jahrelang fühlte ich mich gut damit, meiner Mutter die Schuld in die Schuhe zu schieben, das war viel einfacher, als mich dem selber zu stellen.
Ich muss das mit mir klären und nicht mit meiner Mutter. Meinen Cousin könnte ich zur Schnecke machen, aber wir waren beide Kinder. Ich wusste schon, dass wir etwas Verbotenes trieben, aber ich hatte auch meinen Spaß daran,

wenn ich ganz ehrlich bin. Eigentlich bin ich wütend auf mich!"

„Dann sage den Satz: 'Obwohl ich so wütend auf mich bin, liebe und akzeptiere ich mich, so wie ich bin!' Reibe dabei deinen Herzpunkt. Wie stark ist deine Wut auf dich?"

„10 !!!!!!!!"

„Dann klopfe alle Punkte durch mit dem Satz: 'Ich bin so wütend auf mich!'
Wie fühlt sich deine Wut auf dich selber nach dem Klopfen an?"

„Besser, vielleicht eine 8, aber sie ist noch da."

„Dann sage den Satz: 'Obwohl ich es nicht verdient habe, nicht wütend auf mich zu sein, liebe und akzeptiere ich mich von ganzem Herzen!'
Bitte mindestens 5 mal den Satz sagen, besser öfter, bis er flüssig über deine Lippen geht."

„Obwohl ich es nicht verdient habe, nicht wütend auf mich zu sein, liebe und akzeptiere ich mich von ganzem Herzen – ein wirklich merkwürdiger Satz."

„Ja, das ist eine doppelte Verneinung, die hilft deinem Gehirn, mit unbewussten Blockaden fertig zu werden."

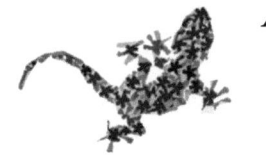

Alle sitzen ganz gespannt da und schauen Fynn beim Klopfen zu. Jede möchte wissen, ob diese Klopferei etwas bringt. Ich kenne das schon, die Menschen reagieren alle darauf und die Methode ist wirklich einfach. Die einzige Schwierigkeit ist, zu wissen, was einen belastet. Sich seiner eigner Gefühle bewusst zu werden, ist sehr diffizil!
Fynn hat ausgiebig geklopft und sitzt nun zusammengekauert auf ihrem Stuhl. Die Wut scheint gegangen zu sein, aber was ist nun gekommen?
Da fragt Caro auch schon.

„Was fühlst du jetzt? "

„Alles ist weit weg und ich falle gerade zusammen wie ein Hampelmann an Strippen; alles fällt von mir ab. Es fühlt sich gut an, ich werde ganz weich. Dieses Gefühl möchte ich behalten."

„Gut – dann festigen wir dieses Gefühl:
Zähle von zehn rückwärts und dann singe ein Lied!
Das Zählen ist für den rationalen Teil und das Singen für den emotionalen Teil deines Gehirn.
Nun fühlt ihr als Gruppe nochmals in euch hinein: Welche Gefühle kommen bei mir hoch und wer von euch möchte, dass wir sie klopfen?"

Anne wird ganz hippelig: „Wenn ich ehrlich bin, fühle ich überhaupt nichts, und was macht man dann?"

„Nichts fühlen ist auch ein Gefühl, und das klopft man genauso, dann fang doch gleich mal an.
Reibe deinen Herzpunkt und sage: ‚Obwohl ich nichts fühlen kann, liebe und akzeptiere ich mich so wie ich bin.'
Das sagst du bitte 5 mal recht laut und kräftig!"

Anne beginnt: „Obwohl ich nichts fühlen kann, liebe und akzeptiere ich mich so wie ich bin.
Obwohl ich ....
Ich will diesen Satz nicht mehr sagen, das frustriert mich, das ärgert mich!" erklärt Anne mit gänzlich verstörtem und ratlosem Blick.
Ihre Stimme klang fast unbeteiligt.

„Wie schön, nun haben sich Gefühle eingestellt, und welche?"

Knurrend meint Anne: „Frust und Ärger!"

„Was ist stärker? Welchen Level hat der Frust und welchen Level hat der Ärger?"

Maulig wie ein Kleinkind meint Anne:„Weiß ich nicht! Beides gleich und außerdem will ich auch nicht klopfen!"

„Okay, das ist in Ordnung, wir könnten aber auch klopfen, dass du nicht klopfen willst!"

„Was für ein Blödsinn!"

„Probiere es doch einfach mal aus, lass dich darauf ein, es

passiert nichts, was du nicht möchtest, du kannst jederzeit sagen: 'Schluss, ich will nicht mehr.'"

Schweigen im Raum, alle warten angespannt, was kommt! Anne sieht zwar so aus, als ob sie gleich aus der Haut fahren wird, sagt aber: „Nun, wenn du meinst, dann versuche ich es mal, obwohl ist das richtig dooof finde."

„Was möchtest du klopfen? Dass alles doof ist oder dass du nicht klopfen möchtest?"

„Dass alles dooof ist!"

„Dann lautet dein Satz: 'Obwohl ich das alles doof finde, liebe und akzeptiere ich mich, so wie bin' – und das bitte mindestens 5 mal und laut und kräftig, damit wir es auch hören können."

„Obwohl ich alles doof finde, liebe und akzeptiere ich mich so wie ich bin. Obwohl ich alles dooof finde, liebe und akzeptiere ich mich, so wie ich bin. Obwohl ich euch alle doof finde, liebe und akzeptiere ich mich, so wie ich bin."
Anne wird etwas langsamer: „Obwohl ich alles doof finde, liebe und akzeptiere ich mich, so wie ich bin."

„Wie lautet jetzt dein Satz, dass wir doof sind oder dass alles doof ist?"

Anne schaut ungläubig in die Runde und scheint verwirrt zu sein. „Wieso – soll ich klopfen, dass ihr doof seid?"

„Entweder es war ein Versprecher, oder du fühlst es so. Wenn du uns doof findest, ist das völlig in Ordnung, das Warum spielt erst einmal keine Rolle; es fühlt sich für dich so an, und das ist entscheidend. Nicht einmal unsere Liebsten haben Anteil an unseren innersten Gedanken, und das ist auch gut so."

Anne ist verblüfft. Ihr Interesse an der Klopferei wächst und ein Lächeln huscht über ihr Gesicht: „Ist in Ordnung, ihr seid bei ALLEM mit eingeschlossen, ich will mein ratterndes Gehirn nicht unnötig belasten." Auf allen Gesichtern ist ein breites Grinsen zu sehen.

„Dann klopfe alle 14 Punkte durch mit dem Satz: 'Ich finde alles doof!'"

Als Anne den Handkanten-Punkt klopft, hält sie kurz inne, senkt ihren Kopf, und explosionsartig platzt es aus ihr heraus: „Ich bin gar nicht stark!"
Sie sieht völlig verwirrt aus.
„Es ist lächerlich! Immer bin ich bemüht, meine Familie dafür zu entschädigen, dass meine Schwiegermutter mich ablehnt und meinetwegen mit ihrem Sohn gebrochen hat. Puh, das musste wohl mal raus, das fühlt sich wie Dampfablassen an, richtig befreiend.
Komisch, beim Klopfen war alles ganz neblig, als ob es keine Farbe mehr in meinem Leben geben würde. Und plötzlich konnte ich es nicht mehr zurückhalten, ich bin im wahrsten Sinn des Wortes geplatzt.
Ständig fühle ich mich bemüßigt, besonders lieb und brav

zu sein, weil ich dieses Unheil über die Familie brachte."

„Und was fühlst du jetzt?"

„Erleichterung, Wut, Traurigkeit, Ärger, Frust! Ich finde, das reicht zunächst mal an Gefühlen – oder etwa nicht!" Ihre Stimme klingt mädchenhaft und zugleich willensstark.

„Na klar! So geht es, wenn man seine Gefühle nicht zulassen will. Es kostet Unmengen an Kraft, sie immer schön zu decken. Anne, möchtest du noch weiter klopfen?"

„Ach, lass mich im Moment in Ruhe, ich muss das erst alles verarbeiten – das war Schwerstarbeit, das könnt ihr mir glauben."

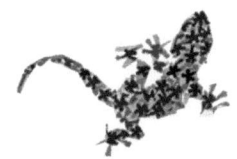

Ich schleiche mich in das prachtvolle Esszimmer. Der Tisch ist wundervoll gedeckt, alles ist in gelb-orange Tönen gehalten. Auf jedem silbern glänzenden Platzteller steht ein normaler Teller mit einem knallroten Apfel darauf. Irgendwie erinnert mich der Apfel an das Märchen von Schneewittchen ... er ist zu schön, um hinein zu beißen. Doch das ist sowieso nicht erlaubt, der muss sorgfältig mit Messer und Gabel gegessen werden.
Die Hibiskusblüten verbreiten einen wundervollen Duft und die Kerzen im Kronleuchter geben dem Ganzen einen sehr festlichen Rahmen. Es ist bestimmt ein Genuss, nach 7 Tagen wieder etwas kauen zu dürfen.

„Nun will ich euch nicht länger auf die Folter spannen und euch in den Genuss kommen lassen, wieder etwas kauen zu dürfen.

Zum **Fastenbrechen** gibt es einen schönen, roten, knackigen Apfel. Den esst ihr bitte Stück für Stück mit Messer und Gabel. Jeden Bissen gut kauen, am besten 20 mal, und dann langsam auf der Zunge zergehen lassen.

Vor dem Essen steht natürlich wieder die **Achtsamkeits-**Meditation. Die könnt ihr schon fast allein:

Entspannt hinsetzen

Den Atem verfolgen

Arme schwer werden lassen

Beine schwer werden lassen

Reise durch den Körper, loslassen

Den Atemzügen folgen

Die Ruhe kommt ganz von selbst

Woher kommt der Apfel?

Wir säen den Samen, den KERN,

Wir geben ihm Erde, die NAHRUNG

Wir geben ihm Zeit, die GEDULD

Wir lassen ihn wachsen und reifen, die LIEBE

Wir bewundern seine Schönheit, die DEMUT

Wir verspeisen ihn, die ACHTSAMKEIT

Wir spüren die Kraft der Gruppe, die ENERGIE

Lasst eure Seele zur Ruhe kommen und seid nur beim Essen, gedankenversunken konzentriert ihr euch auf eure Nahrung, alles Andere tritt in den Hintergrund, ist unwichtig! Baut einen guten Kontakt zu eurem inneren Rückzugsort auf, fühlt euch wohl und genießt mit allen Sinnen. Schweifen die Gedanken ab, kommt durch die Atmung zurück ins Hier und Jetzt."

Das sind stille 20 Minuten, nur das leise Klappern von Messern und Gabeln ist zu hören.

**„Bewegt eure Hände, die Füße und kommt zurück. Übt Dankbarkeit für euer Leben, für die Nahrung, für eure Gesundheit und Zufriedenheit!
Wie geht es Euch und was war der Apfel für euch?
Jede bitte nur einen Satz!"**

Hanne: „Der Apfel ist ein knackiges, saftiges Erlebnis!"
Fynn: „Dankbarkeit für die Energie der Gruppe und des Apfels!"
Bärbel: „Spüren, wie gut ein Apfel für deine Gesundheit ist!"
Luisa: „Der Apfel, die Krönung nach einer Woche ohne Neid und Konkurrenzkampf!"
Anne: „Lebensfreude, gespendet von einem wunderbaren Apfel!"
Katrin: „Der Apfel war innen weich, aber außen fest und entschlossen!"
Elsa: „Kontakt mit dem Apfel aufzunehmen, bewirkt seine positive Energie aufzunehmen zu dürfen!"

Ihr habt wahrgenommen, welche gewaltige Wirkung ein einziger Apfel auf euch haben kann.

Deshalb ist das oberste Gebot nach dem Fasten Achtsamkeit beim Essen, mit allen Sinnen dabei sein, nicht dabei lesen, nicht fernsehen und sich auch nicht unterhalten.

Ich weiß, das ist besonders schwer, da wir immer gerne viele Dinge gleichzeitig machen wollen.

Das Essen muss schnell, schnell gehen, normalerweise darf es überhaupt keine Zeit in Anspruch nehmen.

Wir sind achtsamer beim Betanken unseres Autos als bei unserer Nahrungsaufnahme.

Faustregeln nach dem Fasten

Genießen, genießen, genießen

Riechen, kauen, schmecken

Eine Handvoll Vollkornprodukte pro Tag

Eine Handfläche Fleisch pro Woche

Eine Handfläche Fisch pro Woche

Eine geballte Faust Milchprodukte pro Tag

Eine hohle Hand voll Nüsse **pro Tag**

Eine Daumenlänge Süßigkeiten pro Tag

Drei Hände voll Gemüse pro Tag

Drei Hände voll Obst pro Tag

Kleine Schritte der Veränderung

Ziel genau definieren

Treffen nach wenigen Monaten

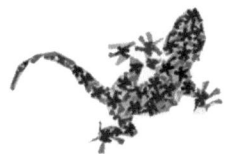

Das wird bestimmt lustig, heute treffen sich meine Fasterinnen nach einigen Monaten wieder. Was sich da wohl alles getan hat in der Zwischenzeit? Mal sehen, ob das Hüftgold schon wieder drauf ist und was sie alles von ihren guten Vorsätzen umgesetzt haben.

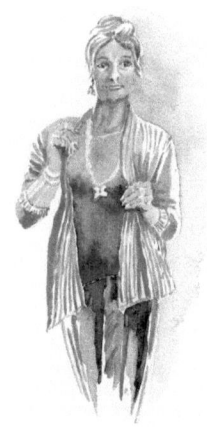

Hanne

„Ich verspüre sehr viel mehr Lebensfreude. Meine Inkontinenz habe ich schon fast im Griff. Mache aber auch jeden Morgen konsequent mein Frosch-Programm.

Bei jedem Toilettengang sitze ich sehr bewusst auf der Toilette, zähle brav und nehme somit wahr, wie voll meine Blase war. Und zum Schluss das „FÜTT" ist wunderbar, die Blase ist ganz leer.

Ich versuche jeden Tag 10 Minunten zu laufen, was mir nicht immer gelingt.

Meine neue Aufgabe besteht jetzt darin, dass ich eine ältere Dame betreue, die ganz allein lebt und nicht mehr richtig sehen und hören kann, was sie sehr misstrauisch und unsicher macht. Wir verstehen uns prima, ich bin erstaunt, wie gut ich mich auf sie einstellen kann, obwohl das nicht immer einfach ist, sie ist schon sehr eigenwillig.

Ich empfinde ihr gegenüber eine dankbare Wertschätzung,

und wenn es mal nicht so klappt, kann ich meine Missstimmung gut äußern und die Schwierigkeiten benennen. Also, die Achtsamkeit ist präsent in meinem täglichen Leben, und darauf bin ich mächtig stolz."

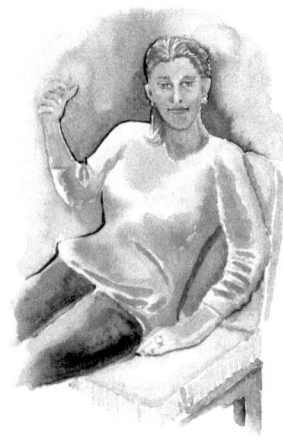

Elsa

„Ich habe meiner Tochter den ersten Brief geschickt, und das gleich nach unserer Fastenwoche.
Sie hat sich bisher nicht gemeldet, keine Reaktion. Was bedeutet das? Hat sie ganz mit mir gebrochen? War es nicht richtig, ihr den Brief zu schicken? Hätte ich es ihr persönlich sagen müssen?
Ich bestehe nur noch aus Zweifeln und Angst, das könnt ihr mir glauben. Ich klopfe jeden Tag meine Angst, dass sie mich verabscheut. Vielleicht lässt sie mich aber nur schmoren ...
Du hast uns das eingebrockt, nun bade das auch gefälligst aus. Mit ihrem Papa traf sie sich, hat ihm aber anscheinend nichts davon erzählt. Es fühlt sich für mich an, als ob ich auf einem Pulverfass sitze, jederzeit kann es in die Luft gehen und mich in Stücke reißen.
Womöglich schrieb ich auch nicht das Richtige? Hätte ich mich mehr entschuldigen müssen? Ihr glaubt gar nicht, wie ich mir mein Hirn zermartere! Ich lese euch den Brief mal vor:
'Meine liebste kleine Tochter, heute ist ein ganz großer Tag für dich, du kommst in die Schule. Dein Leben verändert

sich nun schlagartig. Du musst lernen, dich einzuordnen, um in der Gemeinschaft zu bestehen. Meiner Eingebung folgend hätte ich dir heute etwas miteilen müssen, was mich schon einige Zeit quält und unser Leben dramatisch verändern könnte. Es fällt mir ebenso schwer, es zu Papier zu bringen, denn dein Vater ist ein hervorragender Ehemann und ein herzenswarmer Papa für dich.
Deswegen peinigt es mich besonders, dir mitteilen zu müssen, dass dein Papa nicht dein leiblicher Papa ist. Kurz vor unserer Hochzeit traf ich durch Zufall einen mir bekannten Künstler wieder, es knisterte enorm zwischen uns wie durch magische Anziehungskraft. Ich bin nur für eine halbe Stunde schwach geworden, das werde ich mir nie verzeihen. Wie gerne würde ich es rückkgängig machen, aber dann gäbe es dich nicht, und das würde mir auch das Herz brechen. Ich liebe dich über alles in der Welt, und es schmerzt mich wahnsinnig, dir deine heile Welt zu zerstören.'

Beim Vorlesen versucht Elsa verzweifelt, ihren Schmerz zu verdrängen und zu unterdrücken.
Sie fühlt, wie all ihre Ängste blitzartig zurückkehren. Es gelingt ihr nicht, die Tränen laufen und laufen.
'Diese halbe Stunde in meinem Leben war etwas ganz Besonderes, was einmaliges Schönes und du wunderbarer Mensch bist dabei entstanden, ein Gottesgeschenk. Deine dich über alles liebende Mama'.
'Heute schicke ich dir nun diesen Brief, da auch meine weiteren Anläufe, es dir zu sagen, scheiterten.
Bei einer Fastenwoche lernte ich vor kurzem die positive Wirkung der Achtsamkeit kennen.

An erster Stelle steht die **„dankbare Wertschätzung"**. Ja, ich schätze dich als mein größtes Juwel und bin mehr als dankbar, dass es dich gibt.
An zweiter Stelle steht **„Bedauern äußern"**.
Es fällt mir schwer, Bedauern zu äußern, denn ich bedaure die Tat nicht, aber ich bedauere, so lange geschwiegen zu haben.
An dritter Stelle steht **„die Verletzungen ansprechen"**.
Ja, ich habe euch zu tiefst verletzt, obwohl ich es erst bei deinem Reitunfall im Krankenhaus erfuhr. Das soll keine Entschuldigung sein, aber deinem Vater hätte ich den „Ausrutscher" kurz vor unserer Eheschließung gestehen müssen.
An vierter Stelle steht **„die Schwierigkeiten benennen"**, und das versuche ich heute mit diesem Brief. Die quälende Angst in mir wächst von Tag zu Tag und macht mich krank, ich kann nicht mehr.
Ich brachte es nicht übers Herz, es dir zu sagen, deshalb schrieb ich diesen Brief und versteckte ihn über all die Jahre. Als du bei deiner Einschulung freudestrahlend deinem geliebten Papa in die Arme gelaufen bist, war ich nicht in der Lage, dir an diesem Tag weh zu tun und deine heile Welt zerstören, dir diesen furchtbaren Schmerz zuzufügen! Es tut mir leid!'"

Elsa lächelt schwach durch einen Tränenschleier und schaut die Gruppe fragend an.
Luisa schnäuzt sich ungeniert und meint: „Warum hast du deiner Tochter nicht geschrieben, wer ihr Vater ist und wo sie ihn finden könnte?"

„Aber er weiß doch überhaupt nichts von ihrer Existenz!"
„Das hast du nicht mehr zu entscheiden. Gib deiner Tochter die Möglichkeit, ihren Vater kennen zu lernen und dann kann sie entscheiden, was sie möchte.
So unerfreulich ein Wiedersehen mit deiner Tochter auch werden könnte, von meinem Gefühl her hast du keine andere Wahl, als nach einer gewissen Zeit den Kontakt zu ihr aktiv zu suchen."
„Seht ihr das auch so?" fragt Elsa nachdenklich die Gruppe, die still und mitfühlend zugehört hat und nun schweigend nickt.

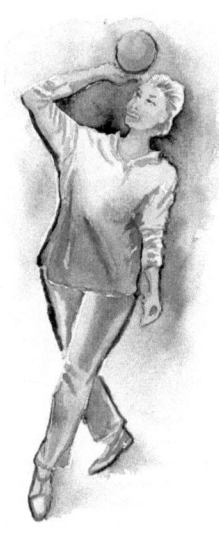

Katrin

„Ich ernähre mich viel bewusster, mir geht es richtig gut. Meine Nahrung reichere ich mit Moringa und Chiasamen an, und die Entgiftung mit der Vulkanerde habe ich ein halbes Jahr durchgezogen. Heute vertrage ich fast alles wieder. Kernobst ist kein Problem mehr für mich, jeden Tag esse ich mit Genuss einen knackigen Apfel.
Nur bei diesen giftgrünen Sorten aus Südamerika hab' ich noch so meine Schwierigkeiten. Aber es gibt ja genug andere, deshalb meide ich importierte Äpfel und esse die ohnehin schmackhafteren aus Deutschland.
Ich bin aktiv und habe mich beim Yoga-Lehrgang angemeldet. Mein Entschluss steht fest, ich mache die Ausbildung

zur Yogalehrerin. Meine Familie hat die bittere Pille geschluckt, und ich bin darüber sehr zufrieden.
Natürlich mache ich täglich zu meinem Sonnengruß noch das FROSCH-Programm, was wirklich richtig vorteilhaft ist. Sich morgens noch völlig verschlafen im Bett zu bewegen, ist spitze und tut gut.
In den ersten Tagen hatte ich sogar Muskelkater – obwohl ich mir einbilde, mich schon viel zu bewegen, aber die Beckenbodenmuskulatur anscheinend nicht genügend."

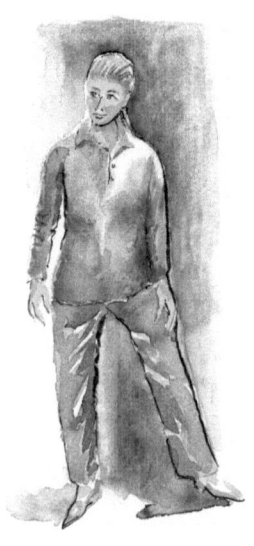

Anne
strahlt wie ein Honigkuchenpferd:
„Ihr werdet es kaum glauben, ich habe mir ganz allein im Internet bei Amorelie die Liebeskugeln bestellt und sie charmant lächelnd meinem Mann vorgestellt. Der war hellauf begeistert! Unser Liebesleben hat dadurch einen gewaltigen Sprung nach vorne gemacht. Ich konnte in unserem schon etwas angestaubten Schafzimmer die Staubschicht schwungvoll wegwischen und bin wie eine fast verwelkte Blume wieder zum Leben erwacht.
Ohne Lisas ungewollten Nachhilfeunterricht wäre ich alleine nie auf die Idee gekommen."

Annes Augen haben wieder Glanz und ihre Gesichtsfarbe nimmt eine zarte Rötung an.

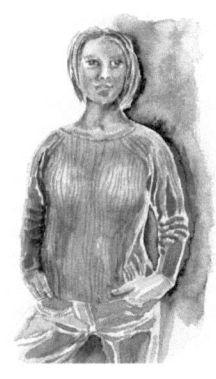

Bärbel

will nicht so richtig mit der Sprache raus. „Nicht, dass ich oberflächlich gewesen wäre, aber das Leben hat eben seine eignen Regeln. Es wurde immer chaotischer in meinem Hirn, und plötzlich spürte ich, dass die Erinnerungen an meinen Liebhaber zwar blasser geworden, aber längst noch nicht verschwunden sind.
Irgendwie empfand ich einen starken emotionalen Riss in unserer jahrelangen Verbindung. Die Welt ist voller Geheimnisse, manchmal unergründlich, deshalb wollte ich der Sache auf den Grund gehen.
Ich spürte, es ist etwas passiert! Ich setzte alle erdenklichen Hebel in Bewegung, um etwas über meinen damaligen Liebhaber herauszubekommen, rief bei wildfremden Menschen an, gab mich als Bekannte aus, recherchierte im Internet, aber alles ohne Erfolg. Alles, was blieb, war ein emotionales Loch.
All die Jahre hatten wir immer sporadischen Kontakt, entweder per Handy oder per EMail. Dieses Schweigen brachte mich fast um den Verstand!
Nur die bloße Gewissheit, dass er lebt, dass es ihm gut geht, hätte mir gereicht. Er hat sich immer mal gemeldet, wenn auch nur kurz! Völlige Funkstille ist nicht seine Art.
In mir brodelt eine Ahnung, dass etwas Schlimmes ist passiertist. Also, bin ich völlig durcheinander und weiß mir auch nicht zu helfen." Sie versucht die aufsteigenden Tränen zu unterdrücken.

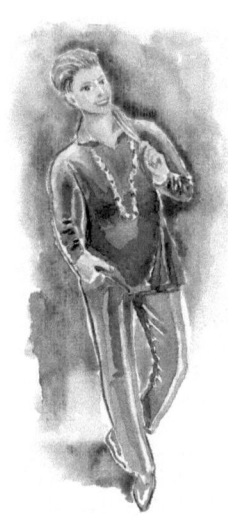

Fynn
tut ihr Bestes, um ganz freundlich und locker zu wirken: „Also, ich habe nicht mit meiner Mutter gesprochen, sondern habe mir verziehen, dass ich sie jahrelang beschuldigt habe, mir nicht geholfen zu haben. Ich habe sie einfach ganz liebevoll in den Arm genommen und gesagt: „Mama, ich liebe dich", und fühlte richtig, wie mein Herz dabei einen Freudensprung machte. Etwas verblüfft war sie schon, erwiderte aber meine Umarmung so unbeschreiblich herzlich, dass uns beiden ohne viele Worte die Freudentränen nur so herunter liefen.
Ich habe beim Fasten viel über mich gelernt, über meine persönlichen Hindernisse, über meine Stärken und Schwächen. Unser Verhältnis ist seitdem locker, herzlich und unkompliziert, ich genieße es richtig.
Das Fasten war für mich wie ein Befreiungsschlag, großartig. Nochmals danke an alle, denn ihr habt mich mit eurer Energie liebevoll getragen!"

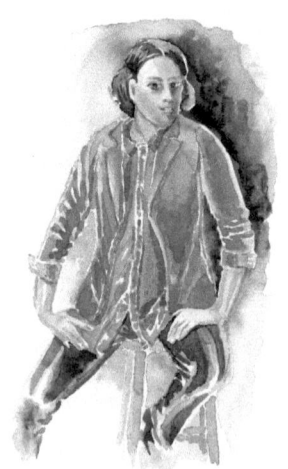

Luisa
verschränkt ihre Arme hinter ihrem Kopf und sieht sehr nachdenklich aus: „So schöne Geschichten kann ich nicht berichten. Mein Gewicht

habe ich erstaunlicherweise gut gehalten und ich ernähre mich auch viel bewusster. Jeden Tag ist nun Moringa in meinem Essen und wenn es passt, auch die Chiasamen. Aber sonst ist alles im alten Trott!"
Ihre Augen sehen fast traurig aus und die Lippen sind nachdenklich zusammengekniffen.
Caro will wissen:

„Können wir irgendetwas für dich tun, möchtest du vielleicht deine Gefühle klopfen?"

„Vielleicht später, ich fühle mich nicht schlecht, nur fehlt mir so ein schönes Aha-Erlebnis, das ich anscheinend gerne gehabt hätte. Klar, ich habe meinem Ex-Mann verziehen, aber bisher nicht den Mut gehabt, mit meinem Sohn darüber zu reden. Wie hat er die ganze Situation empfunden, kann auch er seinem Vater verzeihen?" – Caro sagt:

„Durchleuchten wir doch mal das Thema des Verzeihens. Jeder trägt seine Gefühle und Erfahrungen aus seiner Kindheit in sich, als „Familienerbe". Bei den eigenen Kindern möchten wir alles besser machen, aber meistens tappen wir in eine Falle und reagieren sehr ähnlich wie unsere Eltern.
Die heutigen Mütter sind nicht mehr für die drei *K's – Kinder-Küche-Kirche* zuständig, nein, sie sind gestandene, gut ausgebildete Businessfrauen.
Dafür ist heute der Stresslevel bedeutend höher, ständig alles unter einen Hut zu bekommen. Ein krankes Kind – und alles läuft aus dem Ruder. Die Väter fordern genauso viel Leistung von ihren Kindern und reagieren auf Versagen häu-

fig genau wie so früher ihre eigenen Väter: mit Liebesentzug und verhassten, ähnlich blöden Sprüchen wie: „Ein Junge weint nicht" oder „ein Indianer kennt keinen Schmerz".
Die Schwächen der eigenen Eltern zu sehen, heißt sich zu entwickeln, zu wachsen an der eigenen Geschichte.
Vollkommenheit gibt es nicht, schon gar nicht bei den eigenen Eltern. Den Eltern zu verzeihen, was sie – gefühlt – alles falsch gemacht haben, ist meistens ein hartes Stück Arbeit, aber sehr befreiend.

Für deinen Sohn stellt sich bestimmt die Frage: 'Warum ist Papa homosexuell geworden?'
Das ist die zentrale Frage, die ja auch dich beschäftigt. Es sind inzwischen so viele Jahre vergangen, da ist es ganz wichtig, dass du möglichst mit deinen damaligen Liebsten ins Reine kommst.
Die Kinder haben oft nicht den Mut zu fragen, und wenn derjenige gestorben ist, dann ist es zu spät.

Ich habe vor einiger Zeit ein sehr schönes Gedicht von Inge Müller gefunden:

Das letzte Mal

Wenn mir das einer gesagt hätte…
Dass es das letzte Mal war, dass wir uns sahen,
in den Arm nahmen
und reden und lachen konnten,
dass es kein Wiedersehen in dieser Welt mehr geben würde
und keine Gelegenheit dieses dumme

Missverständnis endlich aus dem Weg zu räumen,
sich zu versöhnen,
dir meine Liebe zu gestehen,
meine Wertschätzung und dir sagen,
wie schön du bist.
Wenn mir das einer gesagt hätte.

Es sagt dir aber keiner, es liegt an dir allein, so zu leben, als gäbe es keine zweite Chance und als sei dies das letzte Mal."

Anne ist vollauf begeistert:
„Ein tolles Gedicht, es trifft auf den Punkt zu, doch manchmal ist es eben wahnsinnig schwer, mit jemandem ins Reine zu kommen", sagt sie nachdenkleich.
„Meine Schwiegereltern lehnen mich komplett ab und haben darum mit ihrem Sohn gebrochen. Wenn sie gefragt werden, ob sie Kinder haben, sagen sie „nein", ihr eigenes Blut verleugnen sie, haben ihn quasi ausgelöscht und für sie sind wir alle drei sozusagen gestorben! Unfassbar, aber die Realität!
Bestimmt sind sie damit nicht glücklich, aber wir müssen uns ewig in Geduld üben, immer mit der Angst im Nacken, dass es irgendwann zu spät ist für eine Aussöhnung.
Ich bin da am Ende meiner Weisheit, oder habt ihr da eine Idee?"

Treffen nach einem Jahr

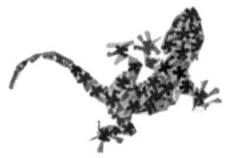
Echt Spitze, heute kommen meine Fasterinnen wieder! Ich sitze schon in Position und horche! Auf was horche ich? Na klar, auf die armen Autos, die wieder den Berg hochgeprügelt werden, oder sollten meine Damen inzwischen mit mehr Feingefühl fahren? Wer sagt's denn, da höre ich doch schon den unverkennbaren Sound eines geplagten Motors. Ach du meine Güte diesmal kommen sie zusammen in einem Bus, na dann, kein Wunder! Wie selbstverständlich verschwinden alle im Haus, und ich bleibe etwas betroffen zurück. Keiner hat mich wahrgenommen, nicht einmal Caro!
Etwas enttäuscht bin ich wohl eingedöst, denn meine Mädels sitzen schon quietschvergnügt in den Loungemöbeln und schnattern und schnattern.
Da lohnt es sich bestimmt, seine Ohren zu spitzen:

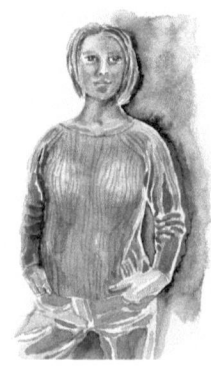
Bärbel
„Wie ihr wisst, versuchte ich wirklich alles, um Gewissheit über meinen Jugendfreund zu bekommen. Nichts, aber auch gar nichts habe ich herausbekommen! Aber im Bauch blieb ein ungutes, dummes Gefühl", Bärbel lässt ihren Blick umherschweifen und schaut alle traurig an, „bis ich vor einigen Wochen eine EMail von einem mir unbekannten Notar bekam, der mich bat, in seine Praxis zu kommen. Ich

hatte nicht die geringste Ahnung, um was es sich handeln könnte und war mehr als gespannt, was mich erwartet.
Es war die traurige Nachricht, mein Jugendfreund sei verstorben, was mich doch echt erschüttert hat. Ich war völlig aufgelöst, nicht im Geringsten war ich mit ihm *fertig*, nein, er war mir präsent wie eh und je. Alles hätte ich erwartet, nur das nicht. Unvermittelt brach ich in Tränen aus und schluchzte so heftig, dass der Notar mich tröstete.
Ich hatte mich nicht von meinem Geliebten verabschieden können, er war einfach gegangen. Vielleicht hatte er meine Verzweiflung geahnt und wollte mir auf diesem Weg seinen Tod diskret mitteilen?

Er bedachte mich in seinem Testament. Die Familie war offenbar empört und wollte dringend wissen, in welchem Verhältnis wir zu einander standen. Meine EMail-Adresse fanden sie in seinem Account, den sie nach seinem Tode durchwühlten.
Der Notar klärte mich auf und meinte recht nüchtern, ich müsse niemandem sagen, in welcher gesellschaftlichen Stellung wir zueinander standen.
Mein Erbe bestand aus einer Statue, einer besonderen Statue. Zwei Liebende innig umschlungen! Wunderschön. Als wir sie vor vielen Jahren zusammen in einem noblen Antiquitätengeschäft aussuchten, meinte er: 'Die vererb' ich dir und sie soll dich immer an unsere traumhaften Stunden erinnern'. Das Ganze hatte ich längst vergessen gehabt. Dass er es wirklich ernst meinte, damit hätte ich niemals gerechnet. Doch seine Familie wollte mir die Statue nur geben, wenn ich ihnen sagte, was mich mit ihrem Vater verband.

Wollte ich das? Womöglich ins Detail gehen? Niemals! Dann würde ich lieber verzichten.
Ich schrieb der Familie also einen Brief :
'Sehr geehrte Familie ...
Es war für mich beglückend, mit Ihrem Vater die schönste Zeit in meinem Leben verbringen zu dürfen. Er ist für mich der wertvollste Mensch, den ich je kennengelernt habe, und deshalb möchte ich seiner Familie auch nichts entreißen, was Sie mit ihm verbindet.
Mit großer Achtsamkeit und Wertschätzung
Ihre Barbara ...'

„Ihr werdet es nicht glauben, es dauerte keine 14 Tage, und DHL brachte mir ein gigantisches Paket. Nun war ich richtig in der Klemme, denn wie sollte ich meinem Mann klar machen, woher diese Statue kommt!
Erklärungsnotstand hoch drei, ich flippte fast aus, einerseits freute ich mich kolossal, doch andererseits, wohin damit? Ich verstaute das Paket im Keller in der hintersten Ecke, immer in der Angst, mein Mann könnte es entdecken und mir Fragen stellen.
Aber manchmal ergibt sich im Leben der unschätzbare Glücksfall, einen Menschen zu kennen, der zu dir steht und dir auch in scheinbar ausweglosen Situationen hilft. Meine beste Freundin hatte mich aufmerksam beobachtet. Ich weihte sie ein und sie begegnete mir nicht wertend, sondern mit viel Achtsamkeit.
Ich bat sie, die Statue zu sich zu nehmen. Sie holte diese ohne viele Worte ab. Ich war mein heikles Paket los, was mich sehr befreite!

Einige Monate später feierte ich meinen Geburtstag mit vielen, vielen Gästen, und was bekam ich? Die Statue! Offiziell von meiner Freundin geschenkt, mit den Worten: „Den Reichtum des Augenblicks erleben." Weinend fielen wir uns in die Arme; nur wir wussten, warum! Ich war überglücklich, dieses Erinnerungsstück nun immer um mich haben zu dürfen.

Seitdem gehe ich sehr viel liebevoller mit mir selbst um, ich bin gelassener geworden und trage dieses auch nach außen. Mein Freund hat den Platz in meinem Leben eingenommen, der ihm zusteht, und alle Zweifel und Ungewissheiten der vergangenen Jahre sind verflogen.

Ich liebe meinen Mann *und* meine Statue!"

Fynn:

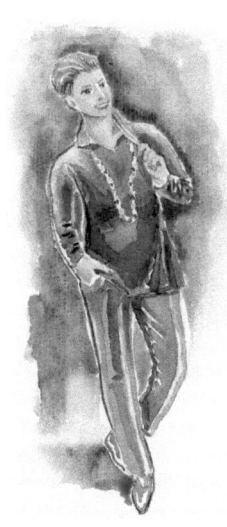

„Mir ist es ähnlich ergangen, auch ich gehe sehr viel liebevoller mit mir und meinen Mitmenschen um. Ich verbiete mir, meine gedanklichen Machwerke zu akzeptieren oder eine Behauptung ohne Substanz aufzustellen.

Ich habe meinen ganzen Mut zusammen genommen und meinen Cousin in einem passenden Moment auf unsere Kindheit angesprochen. Überrascht und ungläubig schaute er mich an, aber sein Gesicht drückte soviel Mitgefühl aus, so dass ich ihm nicht mehr böse sein konnte. Ihm fiel es schwer, passende Worte zu finden. Worte der Entschuldigung? Worte der Bitterkeit? Worte der Verletzung? Alles lag in der Luft. Seine Augen wurden feucht, und er stammelte: 'Wir waren Kinder! Mir war nicht bewusst, wieviel Leid ich dir zugefügt habe! Mein Ego wollte damals einfach Aufmerksamkeit und Macht!'"

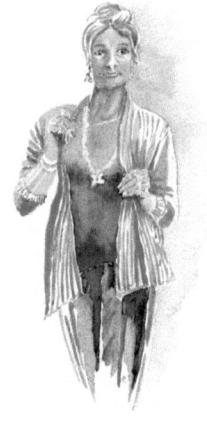

Hanne

„Tja, die lieben Männer, ob klein oder groß, ob jung oder alt, immer wieder ein großes Fragezeichen für das weibliche Geschlecht!
Lange dauerte es, bis ich herausbekam, dass meine ältere Dame mit ihrem leiblichen Sohn keinen Kontakt mehr hatte. Typisch, so recht wusste sie den Grund anscheinend auch nicht mehr, aber sie sprach auch nie darüber.

Für mein Empfinden war da eine große Sehnsucht zu spüren. Auch eine ältere Dame braucht soziale Kontakte, besonderes, wenn es sich um die eigene Familie handelt. Aber die Fronten waren anscheinend derart verhärtet, dass ich gegen eine knallharte Mauer lief, sobald ich den Sohn nur erwähnte.

Vor einigen Monaten traf ich durch Zufall den Sohn bei einem Anwaltstermin und fand ihn durchaus sympathisch. Ich nahm meinen ganzen Mut zusammen und sprach ihn schließlich an.

Er war ausgesprochen freundlich und nett. Natürlich klammerten wir das Thema „Mutter" aus und klönten bei einer Tasse Kaffee über Gott und die Welt. Nach einer Stunde musste er leider gehen und gab mir ohne Worte seine Visi-

tenkarte. Ich strahlte innerlich und nahm sie wie einen großen Schatz an mich.
Zuhause ließ ich aber bewusst einige Tage verstreichen, bevor ich mich bei ihm meldete. Wir plauderten am Telefon wie alte Bekannte, zwischen uns entwickelte sich eine Verbundenheit, die war fast erschreckend, aber wunderschön. Ich genoss seine Anrufe und nach zwei Monaten trafen wir uns auf halber Strecke in einem schnuckeligen Cafe. Nun nahm ich meinen ganzen Mut zusammen und brachte das Gespräch auf seine Mutter.
Erst wollte er nicht so recht mit der Sprache heraus, dann sagte er betroffen: „Ich habe einen riesigen Fehler begangen und bereue ihn zutiefst, lass es damit gut sein."
Natürlich schwieg ich still und war auch sehr betroffen, obwohl meine Neugierde schon in mir bohrte. Einige Wochen später erzählte ich seiner Mutter, dass ich ihren Sohn beim Anwalt getroffen hätte und ihn sehr sympathisch fand.
Ihre Reaktion ganz ruhig und gelassen: „Ja, er ist ein äußerst netter Mann, ich liebe ihn von ganzem Herzen, aber das mütterliche Band der Liebe ist leider zerschnitten. Wie jedes Gummiband, hat auch das Gummiband der mütterlichen Liebe nur eine bestimmte Dehnbarkeit und kann irreparabel reißen."
Ihr könnt mir glauben, wie gerne hätte ich jetzt weiter gefragt, aber ich biss mir auf die Zunge, schluckte jede weitere Frage hinunter und blieb stumm."

„Puh, ganz schön hart, was mag da bloß vorgefallen sein", wundert sich Katrin und plaudert spontan von ihren eigenen Erfahrungen:

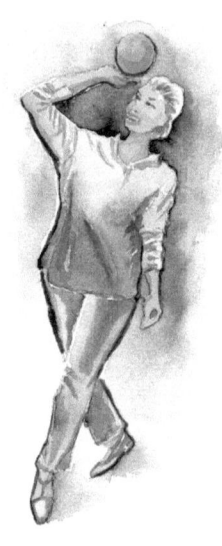

Katrin

„Während meiner Yoga-Ausbildung war ein Retreat in Frankreich für 10 Tage Pflicht. 10 Tage zusammengepfercht mit 100 Leuten auf einem Campingplatz, in Zelten!
8 Tage lang ein Sauwetter, es regnete und regnete, alles war feucht und klamm. Jeder bekam einen Platz im Trockenraum zugewiesen, wo er seine Sachen trocknen konnte.
Ich bekam durch Zufall den Platz direkt an der Heizung, aber wie durch Geisterhand fand ich meine Sachen immer auf einem anderen Haken wieder. Jemand gönnte mir diesen Platz nicht!
Hörten wir nicht den ganzen Tag, wir sollten achtsam mit unseren Mitmenschen umgehen und unsere eigenen Bedürfnisse überdenken? Da hatte jemand offenbar seine Bedürfnisse genau definiert und den besten Platz für sich beansprucht.
Ich legte mich auf die Lauer und siehe da, ein völlig unscheinbares, weibliches Wesen schlich sich in den Trockenraum, holte sich seine Sachen von meinem Haken und hängte meine noch immer nasse Kleidung dahin zurück, wohin sie hingehörte."

Hanne lacht aus vollem Hals: „Wieder ein typischer Fall von Theorie und Praxis. Man sollte seine Ziele eben nicht zu hoch stecken, sondern nur kleine Schritte gehen. Viel-

leicht hat die junge Dame vor eurem Retreat noch viel mehr Egoismus gezeigt und dies war schon der erste Schritt zur Verbesserung, denn sie hat immerhin deine Sachen wieder auf den guten Platz gehängt, also sehen wir es mal positiv."
Katrin muss schmunzeln: „Klar, wir kennen die Ausgangslage nicht. Du könntest schon recht haben, aber geärgert hat es mich gigantisch. Es kochte in mir, trotzdem blieb ich cool und ließ nur ganz lässig den Spruch los: „Scheint magische Kräfte hier zu geben!"
Sie schaute mich etwas ungläubig und erschrocken an. „Tja, im Trockenraum hängen meine Sachen täglich anders, das kann doch nicht mit rechten Dingen zugehen!"
Sie holte einmal tief Luft und sagte mit etwas verängstigten Augen: „Dann ist dies ist wohl wirklich ein magischer Ort!"
Ich hätte mich ausschütten können vor Lachen; ich kniff die Lippen zusammen, um nicht lauthals loszubrüllen. Ihr verschreckter Blick amüsierte mich königlich und ich dachte nur: Du kleines Biest!"

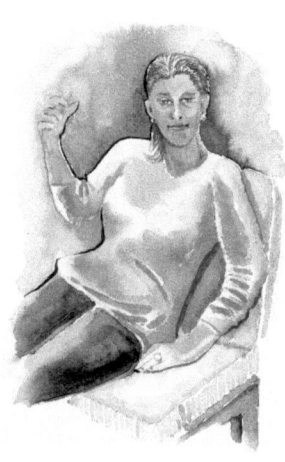

Elsa

„Und Elsa, wie ist es dir ergangen, hast du deiner Tochter die Adresse ihres Vaters geschickt?" will Anne wissen.

„Na klar, ihr habt mich doch fast genötigt!"

„Okay, so schlimm waren wir doch nicht, oder? Und, hatten sie schon Kontakt?"

„Hm, erst vor wenigen Wochen hat

sie sich strahlend gemeldet, als ob nichts gewesen wäre. Ich war leicht sprachlos! Sie war wie immer fröhlich, lieb, gab mir Küsschen, plauderte aus ihrem Leben, und ich wagte es nicht, Fragen zu stellen. Nach einer Stunde meinte sie lächelnd:
„Ich glaube, nun muss ich die Spannung auflösen, sonst platzt du mir noch, oder?" Ich schnaufte wie eine alte Lokomotive: „Nun leg schon los!"
„Es war schon ein Hammer für mich, dass mein Vater nicht mein Erzeuger ist und ich nun meine Gene woanders suchen musste. Also, um es kurz zu machen, ich wollte meinen Erzeuger kennenlernen, ohne dass er wusste, wer ich bin.

Ich buchte bei ihm einen Aquarellkursus und fuhr nach Perlach. Mietete mich in einem gemütlichen Gasthof ein und ging 7 Tage zu meinem Vater. Wir verstanden uns sofort gut, wir lagen auf einer Wellenlänge, wirklich erstaunlich. Er sieht brillant aus, ist sympathisch, nett, lieb, ich kann verstehen, dass du dich in ihn verliebt hast. Ich blickte in seine Augen, so schön, so weich, so intelligent und mit einer immensen Ausstrahlung an Lebensfreude.
Er lobte mich für meine künstlerischen Fähigkeiten und ich freute mich über meine verborgenen Talente und meinte leicht ironisch: „Die habe ich wohl nicht von meiner Mutter Elsa geerbt, sondern eher von der väterlichen Seite." Er horchte auf, blickte auf meinen Nachnamen und stammelte: „Elsa Schneider?" „Ja!"
Er erstarrte und fiel dann förmlich in sich zusammen. Er wiederholte wie in Trance „Elsa Schneider", starrte mich

an und fragte spontan: „Wo bist du geboren, wann bist du geboren?" Er rechnete in Windeseile, und in seine Augen traten Tränen.

„Unser Geheimnis, du bist unser Geheimnis?" „Ja!" Seine Arme flogen im Nu um mich und hielten mich fest wie den größten Glücksfall der Welt! Er musterte mich intensiv von oben bis unten: „Du bist unser Geheimnis, ich kann es nicht glauben, unser Geheimnis lebt, ist das wirklich wahr?"

Dann haben wir stundenlang zusammengesessen, jeder erzählte aus seinem Leben, ich zeigte ihm deine Briefe, es war traumhaft. Er hat keine Familie, keine Frau, auch keine Kinder, ich glaube, er liebt dich heute noch. Aber er möchte der 'Erzeuger' bleiben und keine Unstimmigkeiten in unsere Familie bringen, das ist ihm ganz, ganz wichtig."

Ihr könnt euch vorstellen, in was für einem Gefühlskarussell ich mich befand, alle Ängste der vergangenen Jahre fielen in Sekundenschnelle von mir ab und es stellte sich ein Gefühl der tiefsten Zufriedenheit ein, ein Gefühl, alles richtig gemacht zu haben. Meine Tochter umarmte mich so liebevoll und meinte: 'Jetzt habe ich nicht nur einen Vater, sondern auch noch einen Erzeuger, wer hat das schon! Ich finde es prima und das bleibt für immer unser Geheimnis! Einverstanden!'"

Sichtliche Erleichterung auf allen Gesichtern: Einige atmen durch, andere lassen regelrecht Dampf ab, die Atmosphäre entspannt sich, der Knoten ist geplatzt.

Schön zu sehen, wie sich jede auf ihre Weise freut, vom Gefühl her hatte keine auf eine positive Wendung zu hoffen gewagt – und nun das! Traumhaft!

Jetzt fehlen nur noch Luisa und Anne, was die beiden wohl erlebt haben? Alle sitzen gemütlich in ihren Sesseln und genießen die gelöste Stimmung, ein Gefühl der Dankbarkeit ist auf fast allen Gesichtern zu lesen.

Anne fällt es schwer, die Ungewissheit der vergangenen Monate zu überspielen, sie sieht sehr traurig aus, leise fängt sie an zu berichten:

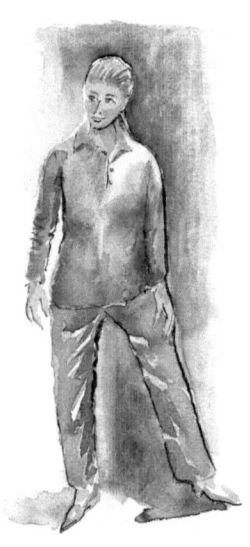

Anne
„Wäre das toll, könnte ich auch so etwas Positives berichten, leider Fehlanzeige. Bei uns ist immer noch kalter Krieg und es wird ständig schwieriger, meiner Tochter zu verheimlichen, dass ihre Großeltern uns meiden.
Sie möchte ihnen schreiben. Bisher konnte ich es immer noch verhindern, aber warum eigentlich? Es sind ihre Großeltern, und wenn sie es möchte, habe ich mich nicht einzumischen. Nun lasse ich es einfach laufen. Ich empfand es immer als gottgewollt, doch jetzt gebe ich es nach „oben" ab, meine Tochter wird schon die richtige Entscheidung treffen.
Ich habe schließlich beim Fasten gelernt, was für ein Gefühl es ist, etwas ohne wenn und aber einfach nur zu akzeptie-

ren, es anzunehmen. Ich wünsche mir aus tiefstem Herzen endlich Frieden in unserer Familie!

Wenn man das Schicksal herausfordert und sich etwas wünscht, sollte man sich sehr darüber im Klaren sein, dass es in Erfüllung gehen könnte und damit möglicherweise neue Probleme aufwirft.

Ist die Tochter in der Lage, die Großeltern umzustimmen? Oder würden sie sich über ihre Enkeltochter freuen und die Schwiegertochter weiterhin ablehnen? Schwierig, schwierig! Vielleicht könnte sich das Wertesystem der Großeltern ändern, einen Versuch wäre es wert, oder?"

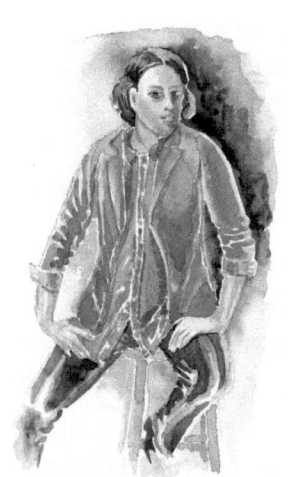

Luisa

lächelt verlegen: „Nach unserem letzten Treffen war ich todunglücklich, ich klopfte mir alle Gefühle runter, angefangen mit Traurigkeit, Wut, Enttäuschung, bis ich bei der Liebe war und mir klar wurde: Ich liebe meinen Mann immer noch. Ich kam mir wie eine Pflanze vor, die jahrelang nicht den richtigen Dünger erhalten hat, um in ihre volle Blüte zu kommen.

Eigentlich war ich eine blöde Kuh, dass ich diesen Mann hab gehen lassen, doch ich war viel zu jung, um alles zu begreifen und außerdem viel zu verliebt und unglücklich. Ich überlegte nun nicht mehr lange, spontan rief ich meinen Exmann an. Er war begeistert, charmant wie eh und je. Wir trafen uns!

Ich merkte, wie sich ein vertrautes Gefühl in meiner Brust aufbaute und alle Bitterkeit der letzten Zeit von mir zaghaft abfiel, zurück blieb Liebe, Liebe und nochmals Liebe.
Wir waren eigentlich das Traumpaar gewesen, gescheitert nur an der Besonderheit, dass er in Leidenschaft zu einem Mann entflammte.
Unsere Liebe fühlte sich unzerstörbar an.
Damals, in unserer Ehe, hatte mein Mann mich immer auf raffinierte Art verführt, und nun versuchte er dort wieder anzuknüpfen, in der Hoffnung, dass ich mich wieder in ihn verlieben würde.
Aber das war noch nicht der richtige Zeitpunkt, um mit ihm ins Bett zu gehen. Ich schwebte zwar wieder auf Wolke sieben, aber die Schmetterlinge in meinem Bauch flatterten noch nicht. Die innere Bremse des Alters, sich zu schämen, nicht mehr komfortabel zu sein, jahrelang keinen Sex mehr gehabt zu haben, ihn enttäuschen zu müssen, bereitete mir Angst. Angst, das Neugewonnene wieder zu zerstören.
Egal, wie sehr er mich begehrte, ich musste erst das verloren gegangene Vertrauen wieder aufbauen. Durch das Beklopfen der Meridiane nahm ich die jahrelange Spannung aus meinem Körper.
Ganz zaghaft und äußerst vorsichtig pirschte sich mein Mann heran und fragte mich in einem besonderen Augenblick, ob ich mir vorstellen könnte, mit ihm zu schlafen. Es wäre sein größter Wunsch! Spontan sagte ich „nein" und meinte scherzhaft: „Möchtest du die Spinnweben aus meiner Scheide wegputzen?"
Er grinste daraufhin richtig schelmisch und niedlich und meinte: „Kein Problem, dafür gibt es doch die 'Körperbut-

ter' und das 'besondere Spray'." Ihr glaubt nicht, wie ich lachen musste, eine Butter sollte helfen? Diese angebliche Wunderbutter machte mich aber tierisch neugierig, natürlich wollte ich mehr wissen. Liebevoll erklärte er mir, dass diese „Butter" bei Homosexuellen ein Geheimtipp sei, ursprünglich sollte sie Hämorrhoiden heilen. Aber als Gleitmittel sei sie jedenfalls optimal!
Und sie besitzt etwas Besonderes, nämlich die homöopathischen Schwingungen von Pflanzen, Mineralstoffen und Edelmetallen. Diese besonderen Schwingungen stimulieren die Zellen, sich zu reparieren und der Körper beginnt recht bald, sich zu regenerieren und versucht seine Funktionen selber wieder herstellen.
Also, meine Scheide würde lernen, sich wieder feucht zu halten, toll. Die Erwähnung dieser Wunderbutter machte mich richtig heiß auf Sex, warum, kann ich überhaupt nicht sagen, aber irgendetwas trieb mich um. Logo, das musste schnellstmöglich ausprobiert werden.
Um es kurz zu machen, diese Butter ist einfach Klasse und tausendmal besser als die verschriebene Östrogencreme von meiner Frauenärztin. Die Scheide wird geschmeidig, gut durchblutet, fühlt sich prachtvoll an, und die Lust auf Sex ist gigantisch. Kann ich jedem nur empfehlen. Ich sehe es in euren Gesichtern geschrieben, wo bekomme ich das Wundermittel? Natürlich im Internet, wo auch sonst!

Mein geschiedener Mann und ich waren wie ein altes Ehepaar, wir genossen unsere wieder gefundene Vertrautheit, und eines Abends beichtete er mir, dass er leicht inkontinent sei. Ich musste sofort an eure Erzählungen denken.

Nie wäre ich auf die Idee gekommen, dass auch Männer von Inkontinenz betroffen sein könnten.
Vielleicht, weil Männer keine Kinder zur Welt bringen? Schon komisch, welche Vorurteile man hat. Aber es raubte ihm einen großen Teil seiner Lebensqualität, sein ganzes Denken galt immer der nächsterreichbaren Toilette.
Mir war das nicht aufgefallen, er verstand es perfekt zu kaschieren. Seine Trinkmenge war sehr gering, das fiel mir auf, mehr aber auch nicht. Sofort gab ich ihm unser Froschprogramm. Er trainierte eisern, und so ließ der Erfolg nicht lange auf sich warten und er ist mächtig stolz und erleichtert, endlich wieder ohne Stress das Haus verlassen zu können.

Der männliche Beckenboden liegt hinter den Hoden und vor dem After. Diesen Bereich massieren wir jetzt immer mit kleinen, kreisenden Bewegungen, weil da eine wichtige Verbindung aller Beckenbodenmuskeln ist.
Dann ist wieder unser FROSCH angesagt, der genüsslich seine Libelle einsaugt und das recht kräftig, dabei die Sitzbeinhöcker leicht zusammen drückt und die Libelle in Richtung Bauchnabel hochzieht.
Er las das Buch von Benita Cantieni „Tiger Feeling", dort ist zwar alles genau beschrieben, aber, typisch Mann, allein kam er damit nicht zurecht.
Doch zusammen bringt es uns viel Spaß, und verbunden mit liebevollem Sex – phantastisch!
Hanne, wie geht es dir zur Zeit mit deinen Konen?"

„Ja, mein Frauenarzt riet mir eindringlich zu den Konen,

natürlich zusätzlich zu unserem Beckenbodentraining. Ich war bereit zu allem, was helfen könnte, doch leider fand meine Scheide diese Dinger überhaupt nicht witzig. Sie reagierte sofort mit Jucken, Brennen und Ausfluss, so dass ich sie wütend in die Ecke ballerte.
Auch mir half hier die Butter und ein zusätzliches Spray der geheimnisvollen ungarischen Firma.
Im wahrsten Sinne des Wortes postwendend besprühte ich die Konen und führte sie ein! Ihr werdet es nicht erraten, sie blieben besser in der Scheide, es brannte nicht, es juckte nicht, es war angenehm zu tragen.
Für mich – die Lösung! Und innerhalb von 4 Wochen verbesserte ich mich um 2 schwerere Konen, ich bin stolz wie Oskar, das könnt ihr mir glauben. Ich will nicht arrogant erscheinen, aber Inkontinenz, was ist das?"

Schlussgedanken

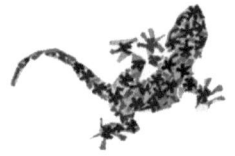

Na, habe ich euch zu viel versprochen? Meine Fasterinnen sind doch einfach klasse. Eigentlich wollte ich euch nur etwas vom neuen Smoothie-Fasten berichten, aber nun ist es eher ein Bericht über das Leben geworden. Diese unterschiedlichen Persönlichkeiten, die verschiedenen Schicksale, das geht auch nicht an mir nicht spurlos vorbei.
Und auch ich lernte eine Menge über das neue Smoothie-Fasten, zeitweise rauchte mir richtig der Kopf.
Dann der Beckenboden mit seinen Besonderheiten und die Meditation. Nicht zu vergessen das Beklopfen der Meridiane. Schade, dass man immer nur einen Teil davon behält.

Nun verschwinden sie aus meinem Leben und kehren zurück in ihren Alltag, und ich langweile mich ein wenig auf meinem Berg. Ich habe sie richtiggehend lieb gewonnen und, wäre ich nicht nur ein kleiner Gecko, würde ich jede kräftig in den Arm nehmen und knuddeln!
Vielleicht kommen sie nächstes Jahr wieder, drücken wir mal ganz kräftig die Daumen.

Wie war das mit dem Wünschen? Es sich genau bildlich vorstellen, jeden Tag wiederholen und natürlich mit in die Achtsamkeitsmeditation aufnehmen.
Eigentlich kann dann nichts schiefgehen!

Also bis zum nächsten Mal!

Rezeptteil

Suppen und Smoothies
für das Smoothie-Fasten.
Genauso geeignet für jeden anderen Tag im Leben.
Entwickelt und erprobt
von Christiane Becker
© 2016

Smoothie-Rezepte

Der Begriff Smoothie leitet sich von smooth = geschmeidig ab. Beim Mixen von Smoothies sind der Fantasie keine Grenzen gesetzt. Am besten mit den Lieblingsgemüsen und -Früchten anfangen, dann langsam an die einem fremden Gemüsesorten wagen.
Wenn das geschmacklich angenehm ist, in kleinster Menge die Stängel und Blätter mit verwenden.
Zuletzt vorsichtig Wildkräuter ausprobieren.

Im besten Fall sollte der Smoothie zur Hälfte aus grünem Gemüse bestehen, zur anderen Hälfte aus Obst.
Bei einer basischen Ernährung muss der Gemüseanteil überwiegen. Um Schärfe hinein zu bekommen, eignen sich Ingwer oder Chili sowie auch Kurkuma.
Für die Süße sind Datteln, Feigen und Aprikosen hervorragend. Für den Frischekick gibt man etwas Minze dazu!

Alle Zutaten dem Härtegrad nach in den Mixer geben, Hartes zuerst. Entsprechend der Mixerleistung vorher kleinschneiden: schwacher Mixer = kleine Stücke.

Ein guter Smoothie-Mixer benötigt fast so viel Power wie ein Rasenmäher – 2 PS! Tipps zur Auswahl eines geeigneten Mixers gibt es auf http://smoothiewelt.com

Die Smoothie-Rezepte ergeben 2-3 Portionen.

Bananen-Grünkohl- oder -Mangold-Smoothie

40 g Grünkohl oder Mangold, Blätter kleinzupfen
1 EL Petersilienblätter
1 Banane, schälen und kleinschneiden
1 Orange, schälen und kleinschneiden
1 gestr. TL Moringablattpulver
Auffüllen mit etwas Kokoswasser

Rucula mit Papaya

40 g Rucula, waschen und kleinzupfen
2 Basilikumblätter
1 Orange, schälen und kleinschneiden
Ingwer, kleinschneiden, Menge nach Geschmack
1 Becher Papayastücke
1 Kiwi, schälen
½ Banane, kleinschneiden
1 gestr. TL Moringablattpulver
etwas Wasser oder Saft

Mango-Kokos mit Kurkuma

1 Mango, schälen und kleinschneiden
½ Orange, schälen
1 Möhre / Karotte, kleinschneiden
1 TL Kurkuma oder Ingwerpulver
½ TL Moringablattpulver
½ Dose Kokosmilch oder Wasser
4 Cashewkerne, kleinhacken

Papaya-Feldsalat-Smoothie

1 Handvoll Feldsalat, waschen und kleinschneiden
1 Tasse Papayawürfel
½ Banane, kleinschneiden
3 Stiele Petersilie, kleinschneiden
2 kleine Bio-Möhren / -Karotten, kleinschneiden
1 TL Moringablattpulver
ca. 100 ml Kokoswasser oder Kokosmilch
abschmecken mit Curry oder Ingwer

Grashüpfer

1 Handvoll Salat, waschen und kleinzupfen
1 Handvoll Spinat, waschen
2 EL Mango-Fruchtfleisch
2 TL Ingwer, kleinhacken
1 TL Moringablattpulver
Orangen- oder Apfelsaft

Honigmelone mit Gurke

1 Pfirsich, waschen, halb schälen, kleinschneiden
½ Salatgurke mit Schale, kleinschneiden
1 Tasse Honigmelonenstücke
10 g frischer Ingwer, kleinschneiden
1 Zitrone, schälen und in Stücke schneiden
1 TL Moringablattpulver
Kokoswasser zum Auffüllen

Staudensellerie-Smoothie

1 Stange Staudensellerie, waschen und kleinschneiden
1 halbe reife Banane, kleinschneiden
1 Kiwi, schälen
½ Avocado, Fruchtfleisch auslösen, etwas Schale dazu
1 Prise Kurkuma
1 Limette, Saft auspressen
1 TL Mandelmus oder eine Messerspitze Stevia
1 TL Moringablattpulver
Auffüllen mit Kokoswasser oder Bioapfelsaft

Rote-Bete-Smoothie

1 Rote-Bete-Knolle ohne Schale, kleinschneiden
1 Handvoll Blaubeeren oder andere Beeren
frischer Ingwer, kleinschneiden, Menge nach Geschmack
3 Aprikosen und/oder 3 Datteln
1 TL Moringablattpulver
Auffüllen mit Mandelmilch

Wildkräuter-Smoothie

4 junge Löwenzahnblätter
1 Handvoll junge Brennnesselblätter
½ Salatgurke, kleinschneiden
2 Datteln
1 Pfirsich, schälen und kleinschneiden
2 Orangen, schälen und kleinschneiden
2 TL Mandelmus
Auffüllen mit Mandelmilch

Suppen-Rezepte

Hinweis: Für ein Fastenprogramm sollten die Suppen eher dünnflüssig zubereitet werden – nicht breiartig sein.

Tomaten-Süßkartoffelsuppe

Zutaten:
1 Süßkartoffel von ca. 200 – 300 g
1 Zwiebel
1 Knoblauchzehe
1 EL Olivenöl
1 Dose Tomaten von ca. 250 g
2 TL Moringabrühe oder fertige Gemüsebrühe ohne Hefe
  und Glutamat, in Wasser aufgelöst
2 TL Zucker oder eine Messerspitze Stevia
2 EL gehackte frische Petersilie oder
  1 EL Moringablattpulver
Zum Abschmecken Salz, Pfeffer, Chilipulver

Zubereitung:
Süßkartoffel schälen und würfeln;
Zwiebeln und Knoblauch kleinschneiden und
alles im heißen Fett andünsten;
eine leichte Bräunung sollte entstehen.
Tomaten dazugeben,
Brühe angießen und
das Ganze 20 Min. köcheln lassen.
Fein pürieren und abschmecken.

Kürbis-Birnen-Ingwer-Suppe

Zutaten:
600 g Hokkaidokürbis
1 Birne
1 Bund Frühlingszwiebeln
100 g Sellerieknolle
1 daumennagelgroßes Stück Ingwer
2 TL Moringabrühe
Olivenöl
1 Lorbeerblatt
1 TL Moringablattpulver
Salz, Pfeffer und Muskatnussblüte
Kürbiskerne

Zubereitung:
Den gewaschenen Kürbis kleinschneiden (Hokkaido muss nicht geschält werden),
Birne schälen,
Frühlingszwiebeln kleinschneiden,
Sellerie kleinschneiden.
Ingwer, Zwiebeln und Sellerie im heißen Öl dünsten.
Kürbis und Birne dazugeben und mit Brühe ablöschen.
Das Lorbeerblatt und Moringa dazu geben,
ca. 30 Min. kochen bis alles gar ist.
Pürieren und abschmecken.
Die Kürbiskerne in heißem Öl leicht anrösten und auf die Suppe geben.

Rote Bete-Suppe

Zutaten:
500 g Rote Bete
1 Zwiebel
1 Knoblauchzehe (Vorsicht beim Fasten)
1 EL Kokosöl
½ TL Kreuzkümmel
2 TL Moringa Grüne Brühe und Alleswürze
200 ml Kokosmilch
200 ml Wasser
1 TL Zitronensaft
Salz, Pfeffer und nach Belieben gehackter Koriander

Zubereitung:
Rote Bete schälen und würfeln.
Zwiebel und Knoblauch schälen, kleinhacken und im heißen Öl andünsten,
Rote Bete dazugeben.
Moringapulver und den Kreuzkümmel dazugeben und zugedeckt 5 Min. braten.
Dann Kokosmilch und nach Bedarf Wasser dazu geben und 20 Min. köcheln lassen.
3 EL Rote Bete herausnehmen und den Rest pürieren.
Abschmecken mit Salz, Pfeffer und Koriander.

Außerhalb des Fastens könnte die Suppe mit 200 g Kichererbsen (gegart aus der Dose) angereichert werden.

Fenchelcremesuppe

Zutaten:
500 g zarte Fenchelknollen mit Grün
etwas Butter
1 mehlige Kartoffel
etwas Chilipulver
1 Prise Zucker
½ TL Fenchelsamen
1 Dose Kokosmilch
Salz und Pfeffer

Zubereitung:
Das Grün und die Knollen des Fenchels kleinschneiden,
die Kartoffeln schälen und kleinschneiden.
Fenchel in etwas Butter andünsten,
Kartoffeln und Gewürze dazu geben und kurz andünsten,
dann ablöschen mit der Kokosmilch und
alles bei schwacher Hitze weiter köcheln lassen,
bis es gar ist.
Die Suppe pürieren und
abschmecken mit Salz, Pfeffer und Chilipulver.

Kürbissüppchen

Zutaten:
500 g Hokkaidokürbis
1 rote Paprikaschote
60 g Butter
1 Tasse gewürfelte Schalotten
1 TL Paprikapulver
etwas Balsamico-Essig
800 ml Gemüsebrühe
Salz, Pfeffer und frisch gemahlene Muskatnuss
1 Lorbeerblatt
1 Orange
1 TL Moringablattpulver
1 Thymianzweig
200 ml Koskosmilch

Zubereitung:
Kürbis und Paprikaschote waschen, entkernen und in große Würfel schneiden. Orange schälen und kleinschneiden.
Die Butter erhitzen,
Schalottenwürfel zugeben und darin andünsten.
Kürbis- und Paprikawürfel hinzufügen,
anschwitzen und so lange dünsten, bis sie weich sind.
Mit Paprikapulver bestreuen,
mit Essig ablöschen und mit der Gemüsebrühe auffüllen.
Die Orangenstücke zugeben.
Mit Salz, Pfeffer und Muskat abschmecken,
das Lorbeerblatt und den Thymianzweig dazugeben und weitere 30 Min. köcheln lassen.

Das Froschprogramm

Ein Trainingsprogramm für
die Beckenbodenmuskulatur,
entwickelt von Christiane Becker
und der Physiotherapeutin
Frieda Baum
© 2015

FROSCH-PROGRAMM

Unser FROSCH – das sind unsere Beine.

1. Wir liegen auf dem Rücken,
winkeln die Beine an,
die Fußsohlen können sich berühren,
somit fallen die Knie nach außen
und wir QUAAKEN mindestens
10 mal kräftig vor uns hin:
„QUAAK, QUAAK, QUAAK".
Das ist unser Ausgangsfrosch.

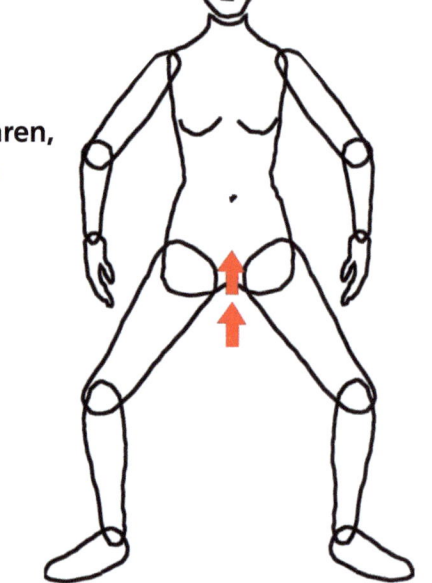

2. Nun fängt der Frosch
an zu laufen.
Dazu schaukeln wir mit dem
Beckenboden hin und her, vor und zurück;
der Rücken wölbt sich, dann liegt er wieder flach auf der
Liegefläche.

Auch bitte 10 mal!

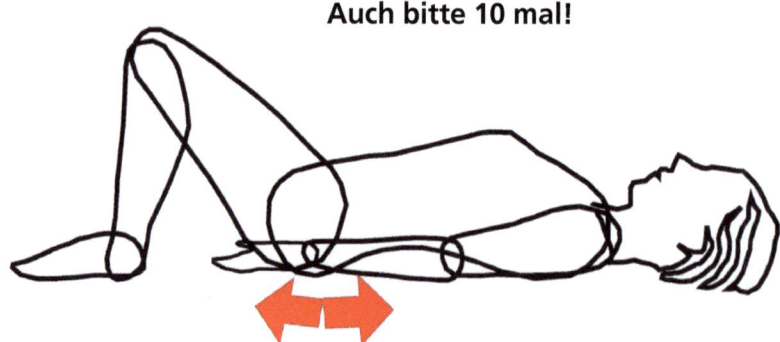

3. Jetzt springt der Frosch auf die fahrende Eisenbahn.
Dazu die Beine aufstellen,
die Hände ausstrecken,
die Handflächen zusammenführen.
Jetzt beide Hände neben das rechte Knie legen und mit
dem Oberkörper hochkommen.
Mit Kopf und Armen gleichzeitig hochkommen und
mit 10 kräftigen „TSCHU, TSCHU, TSCHU" begleiten,
wie eine richtige Eisenbahn.
Wiederholen mit den Händen am linken Knie.

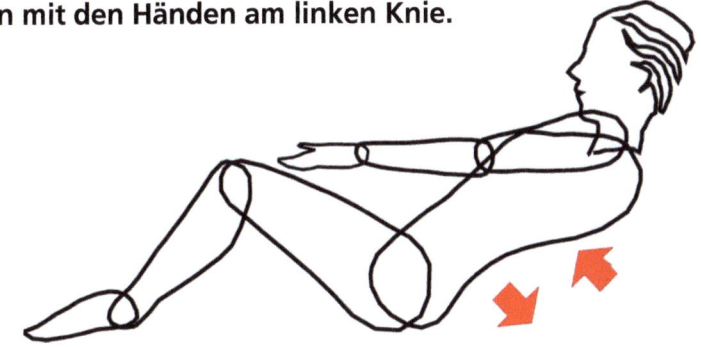

4. Dann fährt die Eisenbahn durch einen Tunnel,
dazu den Popo anheben, halten und quaken!
10 mal den Po hochheben, halten und quaken!

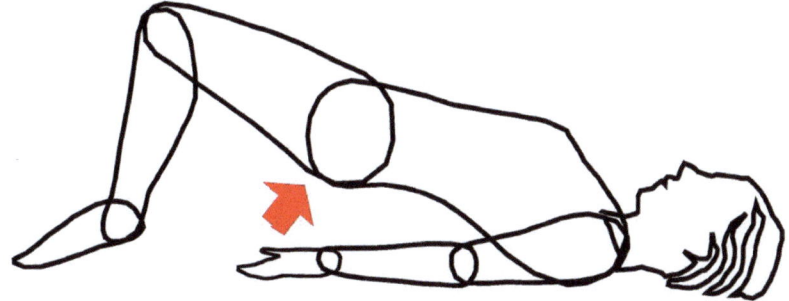

5. Nun sieht der Frosch eine Libelle und versucht sie im Sprung zu schnappen.

Dazu die Beine anwinkeln,
die Unterschenkel schweben parallel zur Liegefläche in der Luft,
die Arme liegen an den Seiten,
und bei jedem QUAAK den Po kräftig in die Luft heben, hoch damit!

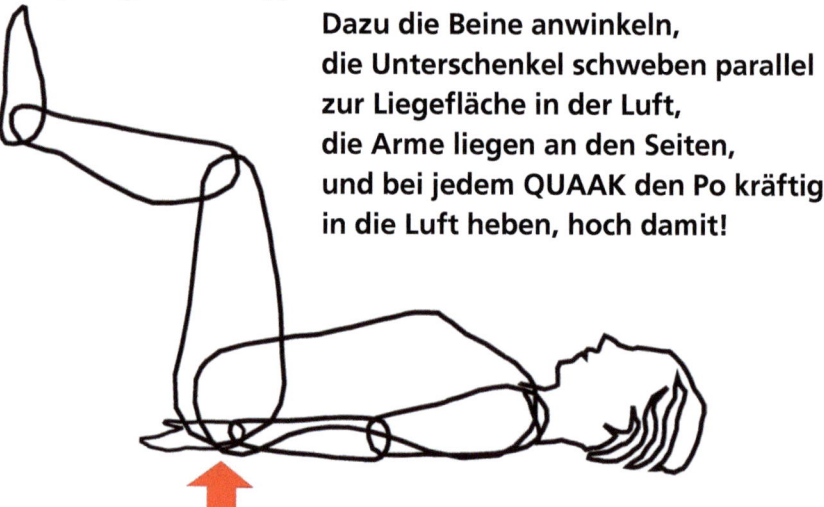

6. Der Frosch hat die Libelle erwischt und saugt sie ein.

Wieder in die Froschausgangsstellung. Einatmen und beim AUSATMEN die Libelle langsam und genüsslich in den Beckenboden einziehen!

7. Der Frosch legt sich gemütlich auf die Seite und verdaut.
Den einen Arm unter dem Kopf legen,
die Beine anwinkeln und
nur das obere Knie geht langsam in Richtung Decke.
Nach 10 mal die Seite wechseln und nachspüren.

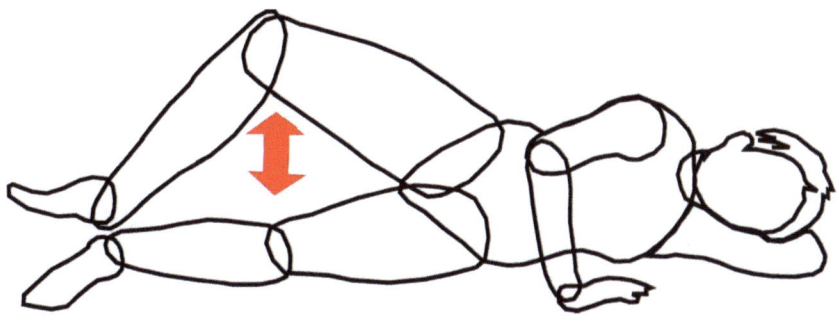

Dieses Trainingsprogramm 3 mal täglich durchführen.
Es kann anfangs zu einer Verschlimmerung der Beschwerden
(unkontrollierter Harnabgang) kommen.
Nicht beirren lassen!

Im Erzählungsteil dieses Buches finden Sie weitere Anregungen, um im Alltag den Beckenboden zu trainieren – unauffällig und nebenbei.

Konzept: © Christiane Becker und Frieda Baum 2015
Illustrationen: © Heinrich Meyer-Rachner 2015

Literaturhinweise

Franke, Rainer und Regina: Sorgenfrei in Minuten;
   Integral Verlag München, 3. Aufl. 2005
Köhle, Anne-Bärbel: Wir verzeihen euch;
   in: Baby und Familie 9/2014
Laye, Eveline: Wildkräuter-Smoothies;
   In: Paracelsus 9/2014
Lützner, Hellmut: Wie neugeboren durch Fasten;
   Gräfe & Unzer Verlag, 23. Aufl. 1989
Hanson, Dr.phil. Rick und Dr. Richard Mendius:
   Meditation um das Gehirn zu verändern (CD);
   Windpferd Verlagsgesellschaft 2010
Paterson, Mary: Die Mönche und ich;
   Lotos Verlag München, 2013
Smoothies und Powershakes NGV

Bezugsquellen

Moringa-Produkte aus Teneriffa in Bio-Qualität:
   www.moringagarden.eu
Vulkanerde zum Entgiften:
   www.froximun-buehring.de

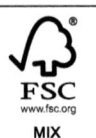